大医释问丛书

一本书读懂
脱发

主编 王西京

U0242618

中原农民出版社

·郑州·

图书在版编目（CIP）数据

一本书读懂脱发 / 王西京主编 . —郑州：中原农民

出版社，2021.5
　　（大医释问丛书）
　　ISBN 978-7-5542-2409-0

　　Ⅰ.①一… Ⅱ.①王… Ⅲ.①秃病-防治-问题解答
Ⅳ.①R758.71-44

中国版本图书馆CIP数据核字（2021）第065390号

一本书读懂脱发

YI BEN SHU DUDONG TUOFA

出 版 人：刘宏伟
策划编辑：刘培英
责任编辑：吕珍奇　莫　为
责任校对：李秋娟
责任印制：孙　瑞
装帧设计：杨　柳

出版发行：中原农民出版社
　　　　　地址：郑州市郑东新区祥盛街 27 号 7 层　　邮编：450016
　　　　　电话：0371-65788677（编辑部）　　　　0371-65713859（发行部）
经　　销：全国新华书店
印　　刷：新乡市豫北印务有限公司
开　　本：710mm×1010mm　1/16
印　　张：7.5
字　　数：108 千字
版　　次：2021 年 5 月第 1 版
印　　次：2021 年 5 月第 1 次印刷
定　　价：35.00 元

如发现印装质量问题，影响阅读，请与印刷公司联系调换。

编委会

内容提要

脱发是一种很常见的疾病，因其发病率很高，且病因复杂，病程漫长，容易复发，给患者造成许多的困扰和痛苦。所以，大家对于脱发的关注度非常高。

本书采用问答的形式，用通俗的语言，对临床工作中经常遇到的、患者最为关心的问题进行了阐述，包括脱发的基本知识、发病过程、临床表现、诊断与鉴别、常见治疗手段、常见调护问题等内容。希望此书能够为脱发的预防和治疗提供参考，助力患者战胜疾病，重新拥有满头黑发！

目 录

基本知识

发病过程

临床表现

特殊类型

诊断与鉴别

药物治疗

局部疗法

中医疗法

特色疗法

物理治疗

整合疗法

饮食调理和防护

基本知识

在人体这个小宇宙中，毛发属于皮肤的一种衍生结构，由毛干、毛根、毛囊、毛球和毛乳头构成。通常毛发疾病不会引起生命危险，但毛发也绝不是可有可无的。

脱发有复杂的病因，有多变的表现，需要我们去探究、去辨识、去应对。

 毛发能干什么？

在自然界中，绝大多数生物都是有毛发的。毛发的功能也是多方面的，比如保暖防寒、避免紫外线照射、缓冲外来损伤等。

对于我们人类来说，毛发的功能有四个方面：①显示人的生理发育过程及第二性征。如到了青春发育期，人开始长胡须、腋毛、阴毛等。②美化身体。一头靓丽的头发会增强我们的自信心，而头发的脱落、干枯则会使人产生自卑感，情绪低落。③保护皮肤，避免撞击及擦伤，如头发、腋毛、阴毛等。④通过毛发可以测定人体维生素及某些稀有元素的含量。一些严重的疾病，如系统性红斑狼疮、银屑病等，患者的毛发会有特征性的改变。

 按照形态，毛发可分几类？

毛发，是绝大多数动物都具有的器官。毛发，也是人体重要的附属器之一。

按照形态，人体的毛发主要分三种类型：①胎毛。胎毛是胎儿在子宫腔内生长时皮肤上的毛，一般在胎儿3个月时开始生长，出生后4周自动脱落。②毳毛，即汗毛。毳毛是一种短而细的毛，通常无色素，几乎存在于除手掌、足跖之外的所有皮肤。③终毛。终毛是一种长而粗硬的毛，多为黑色。头发、眉毛、睫毛、胡须、腋毛、阴毛等都属于终毛。此外，肩、小腿、前臂部的体毛也可发育为终毛。

3 毛发可分哪些部分？

我们每日早晨都要梳头，每隔 2 日都要洗头，每个月都要去理发，对于毛发似乎是了如指掌。可是论起毛发构造，知道的人又有多少呢？

毛发就像植物，生长在我们皮肤上。有时像小草，有时像灌木丛，有时像大森林。

我们仔细观察一下，就可以发现，毛发是由毛干、毛根等构成的。

☼ 露出皮肤表面的部分称为毛干，毛干构成了毛发的主体，装点着我们的容颜。

☼ 位于皮下的部分为毛根，就像是大树的树根。毛根位于毛囊内，其末端略膨大，被称为毛球，可以充分地吸收营养，滋养毛发。毛球底面向内凹入，可容纳毛乳头。毛乳头由结缔组织、神经末梢及毛细血管等组成，专门负责为毛球提供营养。

4 毛囊是怎样构成的？

如果将毛发比作一株"观赏植物"的话，那么，毛囊就像是"花盆"。毛囊为毛发的生成、生长提供了必要的支持、庇护和营养。

☼ 毛囊是由表皮向下凹陷而形成的。毛囊壁自内而外，由内毛根鞘、外毛根鞘、结缔组织鞘三个部分构成。

☼ 内毛根鞘也可分三层，自内向外依次为鞘小皮、赫胥黎层及亨勒层。其中鞘小皮和毛根最外层的毛小皮，借助锯齿状突起紧密地联结在一起，使毛发能够固定在毛囊内。

☼ 外毛根鞘由数层细胞构成，相当于表皮的棘细胞层和基底细胞层。

☼ 结缔组织鞘的内层为玻璃样膜，相当于加厚的基底膜；中层为较致密的结缔组织；最外层为疏松的结缔组织，与周围的结缔组织连接。坚韧的结缔组织鞘构成了毛囊这个"花盆"的主要支撑结构。

毛发生长有周期性吗?

在人们眼中，毛发似乎是一种很安静的存在，而实际的情况，并非如此。在人的整个生命过程中，任何一种毛发，都在进行着生长或休止的周期性变化。毛发的这种周期性变化常常会受到年龄以及生理病理因素的影响。

通常，年轻人的毛发生长期较长，休止期较短；而老年人则相反，过了60岁左右，毛发就基本不存在生长期了。另外，因毛发生长区域不同，其周期也有所不同。如头皮部位毛发生长期较长，休止期较短，因此我们大约每个月要理一次发。而眉毛、腋毛生长期较短，休止期较长，我们就可以很长时间不去管它。

 毛发的生长期有多长?

周期性，是宇宙万物变化发展的基本规律之一。我们的毛发也一样，处于一种永恒的周期性变化当中。

根据生长周期不同，正常人的毛发可以分三种类型：①生长期发。它是指正在生长的毛发。②退行期发，又称中间型发。它是指处于从生长期到休止期之间的毛发。③休止期发。它是指处于静止状态的毛发，在其脱落之前生长已经停止。

☙ 毛发的生长期为3年，通常为2～6年。毛发是由毛囊细胞生长、分化并角化形成。毛干的基底部松软而湿润，紧靠毛球上方则有较为明显的黑色素成分，即毛发处于生长期的证据。

☙ 处于退行期的毛发，持续时间为1～2周。在此期间毛发的一切生长活动停止，并有杵状发形成。

☙ 休止期发即我们通常所说的杵状发，它是生长停止的毛发。在被其下面的新生毛发推出毛囊，或被梳子及其他机械方法拔出之前，它处于静止状态，时间为3～4个月。

 "三千烦恼丝"之说是否靠谱?

记得有一首名为《雨》的诗这样写道："渐如寥落时，雨自阴沉始。预见是天荒，怕见尤因此。三千烦恼丝，一落伤心事。念去恐无回，此后独消逝。"这其中的"烦恼丝"按照出家人的解释，指人的头发。那么，"三千烦恼丝"这个说法是否靠谱呢？

根据目前的资料显示，每个人的头发，在正常情况下大约有 10 万根。因此，所谓的"三千烦恼丝"，是不太靠谱的。

通常情况下，人平均每日的脱发数量为 100 ～ 150 根。如果将人的头发从正常头皮中拔出的话，我们就会发现：在这些头发当中，绝大多数处于生长期，为 85% ～ 90% ；其余的 10% ～ 15%，则为退行期或休止期毛发。

 头发能长多长？

"白发三千丈，缘愁似个长。不知明镜里，何处得秋霜？"我们知道，"三千丈"只是诗人的写意和夸张。那么人的头发究竟能长多长呢？

按照形态，毛发可以分为三种类型，其中，终毛是一种长而粗硬的毛，多为黑色。头发、眉毛、睫毛、胡须、腋毛、阴毛都属于终毛。研究发现，人的终毛每日生长大约 0.37 毫米，无论是剃发或者月经来潮，对毛发的生长均无任何影响。据推测头发如果不定期修剪的话，平均可长到 25 ～ 100 厘米，个别也可长至 170 厘米。

 为什么老年人头发越来越少？

我们生命的每年每月，每一日的每时每刻，任何毛发都处在或生长或休止的周期性变化当中。

毛发的周期性变化常常会受到年龄、生理、病理因素的影响。其中，年轻人的毛发生长期较长，休止期较短，头发就比较茂盛。而人进入老年阶段，毛发的生长期逐渐缩短，休止期越来越长，于是就出现了"白头搔更短，浑欲不胜簪"

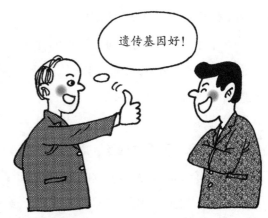

遗传基因好！

的情形。

到了中年或中年以后，多数人的毛发开始减少、变细或变白。但是，也有少数人50多岁了，头发还像30岁的年轻人那样多。这种情况多数与遗传因素有关，而与后天的努力护发，是没有直接关系的。

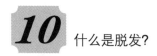 什么是脱发?

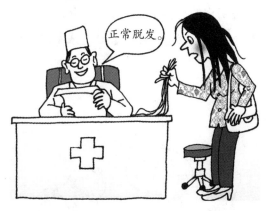

脱发，亦称秃发。脱发分成两种情况：一种是正常的生理现象，另外一种是病理现象。本书所说的脱发一般指病理性的脱发。

据临床观察发现，所有正常脱落的毛发，都是处于退行期及休止期的毛发。由于进入退行期与新进入生长期的毛发，始终处于一种动态的平衡状态，故能维持正常数量。病理性脱发则是指头发异常或过度脱落，其原因有很多。

通常情况下，成年人一日掉100～150根头发，皆属正常现象。如果每日的脱发数量超过150根，且持续2个月或3个月以上，就属于脱发病，需要尽快就医。

 脱发的原因有哪些?

脱发，是很常见的一种现象。它的发病原因有很多，比如内分泌紊乱、营养代谢障碍或精神失调、遗传因素等；也可以继发于其他疾病之后；还有部分病人病因尚不清楚。

根据发病原因及表现，脱发可以分为斑秃、雄激素性脱发、神经性脱发、内分泌性脱发、营养性脱发、物理性脱发、化学性脱发、感染性脱发、症状性脱发、先天性脱发、季节性脱发等多种类型。其中，最常见的是斑秃、雄激素性秃发。另外，比较常见的还有生长期脱发、休止期脱发等。

12 脱发有什么危害？

中国有句古话叫"强长发，弱长甲"，人们身体健康，头发就会乌黑茂盛，润泽明亮，反之，就说明身体内部出现了问题。

头发是身体状况的晴雨表，能泄露你身体机能的秘密。头发的状态与人体的血液、微循环、内分泌、免疫功能等内部环境息息相关。

所以，出现了明显的脱发现象，说明你的身体正处于亚健康状态，必须予以重视。如果不及时加以干预、制止，脱发就会加剧，甚至造成不可逆转的局面。

13 精神紧张可导致脱发吗？

精神紧张、压力过大、忧郁、恐惧或严重失眠等，均可导致神经功能紊乱，毛细血管处于持续收缩状态，毛囊得不到充足的血液供应，进而出现脱发病症。头皮位于人体的最上端，因而头发最容易脱落。

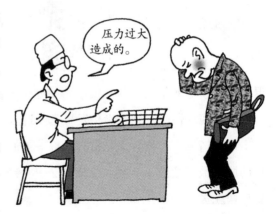

精神因素还会严重影响头发的生长周期。长时间的视力疲劳、精神紧张、压力过重、急躁或忧虑、熬夜等，均可致使头发生长周期缩短，出现脱发现象，导致早秃。

14 产后脱发是怎么回事？

在日常生活中，我们常常会发现一种现象。部分女性在生过小孩之后的几个月，脱发量增加，有时这种情况还会很严重，这是为什么呢？

这种现象称为产后脱发，属于内分泌性脱发的一种常见类型。主要是在生育前后，女性体内雌激素水平发生剧烈变化所引起的。

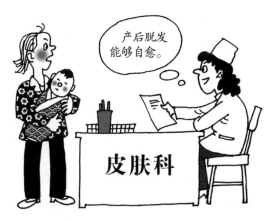

女性在怀孕期间，体内的雌激素水平会有明显升高，刺激头发有一定程度的增长。而在分娩之后，雌激素水平急剧下降，就会出现相应的脱发症状。

通常产后脱发是一种暂时的生理现象，多数人会逐步恢复正常。患者不必过分担忧，要注意休息，观察一段时间再说。

15 化学物质可引起脱发吗?

化学性脱发，是由多种化学物质所引起的脱发。此类脱发可由药物引起，也可以由多种美发用品所致。

☺ 肿瘤病患者使用抗癌药物，或因患病长期使用庆大霉素、别嘌呤醇、硫脲嘧啶、苯妥英钠、阿司匹林、吲哚美辛、避孕药等药物，均可引起脱发。

☺ 洗发剂、烫发剂、染发剂等美发化妆品也是引起脱发的原因之一。经常烫染头发，以及使用对头发有破坏性的化学用品，如定型泡沫及染发剂等，都有可能导致头发脱落。

16 斑秃是怎样一种病?

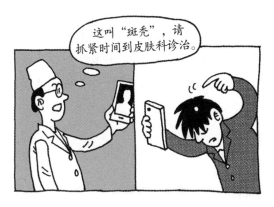

斑秃，又称圆秃、鬼剃头，是指突然发生的、无自觉症状的、局限性斑状脱发，患处皮肤正常。

此病主要表现为，头皮部位突然发生的、边界清晰的圆形斑状脱发。轻症患者多可自愈，约半数患者反复发作，可迁延数年或数十年。少数患者病情严重，脱发可累及整个头部，甚至全身的毛发。斑秃可发生于任何年龄，多见于中青年人群，男女发病率无明显差异。

斑秃会影响美观，会对患者的心理健康和生活质量产生负面影响。

 斑秃常伴发哪些疾病？

在医学上，斑秃被认为是一种自身免疫性疾病，其发病过程与免疫功能异常有密切关系。

临床发现，有8%～28%的斑秃患者，可伴发自身免疫性甲状腺疾病。3%～8%的斑秃患者，可伴发白癜风，而正常人群白癜风的发病率仅为1%。另外，斑秃患者特应性皮炎的发病率也很高，为正常人群的2倍。

其他与斑秃有关的疾病还有糖尿病、唐氏综合征、爱迪生病、恶性贫血、银屑病、干燥综合征、类风湿关节炎、溃疡性结肠炎、重症肌无力、眼底疾病等。

 斑秃能根治吗？

斑秃能根治吗？这是许多脱发患者所关心的问题。

斑秃的发病过程比较复杂，其结果是因人而异。许多轻症患者可自行痊愈，或在经过治疗之后获得痊愈。部分患者呈复发与缓解的交替状态。还有部分患者脱发症状会逐渐加重，最后形成终生秃发。

研究发现，34%～50%的轻症患者可在1年内自行痊愈，14%～25%的患者病情呈持续状态，或进展到全秃（头发全部脱失）或普秃（眉毛、睫毛、腋毛、阴毛和全身毳毛全部脱落），并且全秃及普秃自然恢复率小于10%。

另有研究表明，成人头皮斑秃面积小于25%的患者，有68%可以恢复；斑秃面积在25%～50%的患者，有32%可以恢复；斑秃面积大于50%的患者，则仅有8%能够恢复到正常状态。

 何谓雄激素性秃发？

雄激素性秃发，又称脂溢性脱发、早秃、雄激素性脱发等。其中男性雄激素性秃发又称男性型秃发，女性雄激素性秃发又称女性型秃发。

雄激素性秃发是一种最常见的脱发类型，主要与体内雄激素水平增高和精神因素有关。此病常起始于青春期或青春期后，男女均可患病。

在我国，雄激素性秃发男性患病率约为 21%，女性患病率约为 6%。近年来，随着生活节奏加快，人们生活压力增大，此病发病率有明显增高的趋势。

雄激素性秃发虽不影响身体健康，但会对患者仪容仪表、心理健康造成伤害。

20 雄激素性秃发常伴发哪些疾病?

雄激素性秃发，病因复杂，病程漫长，并且也常常伴发其他一些疾病，需要进行控制。常见的伴发疾病有高血压、高脂血症、糖尿病、胃肠道疾病、光线性角化病等。临床研究发现，无论男性还是女性，雄激素性秃发均为糖尿病和心血管疾病死亡率增高的危险因素之一。

21 什么是生长期脱发?

在临床上，我们经常会看到一种现象，有些肿瘤患者进行化疗之后，常会出现严重的脱发症状。这种病症，即为生长期脱发。

因为在进行化疗时，需要应用一些能够灭杀肿瘤细胞的药物，即细胞毒药物。在应用细胞毒药物达到一定剂量时，就可能在较短时间内，出现大量的头发脱落，并且这些脱落的头发常处于生长期。

引起生长期脱发的药物主要包括维生素 A、硫脲嘧啶、普萘洛尔、撒利汞和三甲双酮等。

目前，对于此病尚无有效的治疗方法。通常在停用相关药物之后，头发可逐渐恢复正常。

22 何谓休止期脱发?

休止期脱发，是一种很常见但又不被重视的脱发疾病。比如，女性产后脱发，就属于休止期脱发的一种类型。

休止期脱发是由于毛囊的病变，导致杵状（休止期）毛发的脱落，以较多的休止期毛发同步性脱落为特征。

要查找休止期脱发的病因，需要仔细询问病史，分析脱发诱发因素。可以进行血液生化检测，以排除内分泌疾病、营养缺乏性疾病或自身免疫性疾病等。如果脱发持续时间较长，还需要通过病理检查，排除早期的雄激素性秃发。

发病过程

随着生活水平的提高，人们对于美好生活的期盼日益提升，对于自身的仪容仪表也更加关注。

脱发，作为一种常见的损容性疾病，受到了医务人员和爱美人士的广泛、持久关注。脱发因何而生？脱发如何发生？人们的探讨和研究一直在持续进行中。

 斑秃发病情况如何？

斑秃是一种比较常见的脱发性疾病。据统计，斑秃患者占皮肤科门诊患者总人数的 0.7% ～ 3.8%。

在美国，斑秃的发病率为 1.7%，男性和女性发病率相当。儿童患者占所有斑秃患者的 20%。有 60% 的斑秃患者是在 20 岁以前第一次发病，只有 20% 的患者是在 40 岁以后才发病。

 哪些原因可导致斑秃发生？

斑秃，是皮肤科常见疾病。此病老年人多发，也可发生于少年儿童。

（1）成年人斑秃：精神压力过大、过度紧张、长期失眠，是导致斑秃发病的主要原因。

（2）少年儿童发生的斑秃：与挑食、偏食、肠道寄生虫感染等所导致的营养缺乏有关。

目前普遍认为，斑秃是一种具有遗传因素和环境激发因素的自身免疫性疾病。具有遗传因素的个体，在各种外界因素的共同作用下，促发一种以 T 淋巴细胞为主的自身免疫反应。这是一种我们所不期待的"坏蛋免疫"，由于它主要的攻击对象是毛囊，因此可引起临床上的急性脱发。

 何谓免疫赦免？

记得在一次学术会议上，一位专家做了题为"脱发性疾病诊治"的报告。有一位基层医院的医生就此询问，什么是免疫赦免？免疫赦免和斑秃有啥关系？

免疫赦免是指存在于正常毛囊部位的一种针对"异常免疫伤害"的保护性机制。此过程需要淋巴细胞、肥大细胞等多种细胞成分和炎症介质参与。

研究发现，在正常情况下，免疫赦免可随着毛囊生长周期的变化，有规律地产生、维持和消退。在生长期表现最强，在退行期则显著减弱，其部位仅仅局限于毛囊的毛球部。

该专家指出，免疫赦免就像一个"金钟罩"，保护毛囊及毛干细胞，不受"异常免疫"的攻击和破坏，维持毛发的正常生长。这种功能的丧失，则会导致包括斑秃在内的多种毛发疾病。毛囊局部免疫赦免机制的破坏和淋巴细胞的浸润，是斑秃发病的根本原因。

 斑秃是如何发生的？

斑秃是如何发生的？这是医务人员和脱发患者都很关心的一个话题。

相关研究证实，斑秃的发病过程，其实质是由T淋巴细胞介导的一种自身免疫反应。在正常情况下，人体的毛囊周围存在着一种针对异常免疫反应的监控体系，即免疫赦免体系。主要表现：①毛发的生长期，毛囊近端上皮细胞中的淋巴细胞数量会有所减少，同时在角质形成细胞中的一种名为人类白细胞抗原的物质，则显著下降。②生长期毛囊的周围，可以产生某些免疫抑制因子，如转化生长因子-β1、α-促黑素。③在毛囊周围特殊细胞内，也存在着一种凋亡相关因子配体，可诱导相应的T淋巴细胞凋亡。

在正常情况下，生长期毛囊具有免疫赦免功能，可排斥相应的T淋巴细胞，隔离抗原性物质，避免异常免疫反应发生。

目前研究认为，由于精神紧张、长期失眠、营养缺乏、遗传等诸多因素的影响，生长期毛囊的免疫赦免功能会受到破坏，导致毛囊部位的异常免疫反应发生，进而引起斑秃的发病。

 免疫在斑秃发病中有何作用？

目前学界普遍认为，斑秃是一种自身免疫性疾病。在斑秃的发病过程中，免疫发挥着举足轻重的作用。主要表现：①斑秃常常伴发其他自身免疫性疾病，如有7%～27%的斑秃患者可罹患甲状腺疾病，包括甲状腺肿大和桥本甲状腺炎等。4%～9%的斑秃患者可合并患有白癜风。②在斑秃活动期，对患者进行病理学检查发现，在毛球部有大量淋巴细胞聚集现象。③斑秃活动期，在角质形成细胞中的人类白细胞抗原明显增加；同时在毛球部的免疫细胞即朗格汉斯细胞的数量也会明显增多。

这些现象都证实，免疫在斑秃发病过程中扮演着很关键的角色。

 斑秃和遗传有什么关系？

> 林大夫的邻居发哥是一名警察，平时早出晚归，大家很少见面。两周前在理发时，他发现头部有两个钱币大小的脱发斑，表面光滑，不痛不痒。于是，就来到医院找林大夫。

林大夫仔细询问了发病情况，并做了检查，认为发哥得了一种名为斑秃的脱发病。他问林大夫，斑秃遗传吗？因为爱人刚刚怀孕，他担心未来的孩子也会得上斑秃这个病。

林大夫告诉他，在某种意义上，斑秃是一种遗传相关性疾病。

曾有文献报道说，单卵双生的双胞胎，可同时发生同一种形式的斑秃。有10%～20%的斑秃患者，会有一个子女发生同样的疾病。

最近，有基因遗传学的研究发现，在遗传基因上至少有8个区域，与斑秃发病有关。

不过，林大夫在最后还是告诉发哥，不必过度担心。一是斑秃遗传的概率不太高。二是即使发生了斑秃也不要紧，及时治疗大多可以痊愈。

 斑秃的发生和病毒有关吗？

病毒是微生物中的一类，可以引起许多疾病。比如，新型冠状病毒肺炎、流行性感冒，就将我们地球上的人类"折腾"不轻。那么，斑秃的发生与病毒有什么关系呢？

国外有一位学者曾经做了一个试验。他采用核酸体外扩增技术，在斑秃患者的头皮活检标本中，检测到了巨细胞病毒的脱氧核糖核酸。因此，他提出斑秃是由巨细胞病毒感染引起的。但是，这种假设目前尚未被其他学者所证实。

最近，有学者报道称，有 12 例斑秃患者在急性脱发前 6 个月以内，曾经罹患感染性单核细胞增多症。

以上种种现象表明，斑秃的发病很可能和病毒感染有关。

 雄激素性秃发发病情况如何？

雄激素性秃发是一种常见病，此病通常起始于青春期或青春后期，男性和女性均可患病。

在我国，男性患病率约为 21%，女性患病率约为 6%。雄激素性秃发虽不影响身体健康，但可对患者的心理健康和生活质量造成严重的影响。

对于患者来说，若能够及早诊治，则可有效延缓病程，在一定程度上提升其获得感和幸福感。

 雄激素性秃发是如何发生的？

雄激素性秃发，是一种具有遗传倾向的脱发病。国内的流行病学调查显示，在雄激素性秃发患者中，有家族遗传史者占 53.3% ～ 63.9%，其中，父系家族发病率明显高于母系家族。

研究表明，雄激素在雄激素性秃发的发病过程中，发挥着很关键的作用。其他原因如毛囊周围发生炎症、生活压力增大、紧张和焦虑、不良的生活和饮食习惯等，均可能导致雄激素性秃发，或病情加重。

 5α-还原酶是怎样一种物质？

在我们人体内部，存在着一种名为靶细胞的特殊成分。这种细胞能够识别某种特定的激素和神经介质，并与之结合，从而产生某种生物效应。

雄激素，是我们人体中一种最具活力的激素，它也有自己"钦定"的靶器官和靶细胞。而5α-还原酶作为一种活性蛋白，就定居在这类靶细胞的膜性结构（微粒体膜和核膜等）内。

5α-还原酶可以分为两种类型。其中Ⅰ型5α-还原酶主要分布于皮脂腺、角质形成细胞、毛乳头细胞及汗腺等处。Ⅱ型5α-还原酶则主要存在于头皮毛囊、附睾、输精管、精囊、前列腺等处。

5α-还原酶，在雄激素的生成、代谢和转化过程中，扮演着十分重要的角色。

 5α-还原酶干什么活？

在人体的新陈代谢过程中，雄激素主要以睾酮和双氢睾酮两种形式存在。睾酮主要参与成年男性精子的形成、性欲产生及肌肉发育；双氢睾酮则负责调节前列腺的生长及毛发的代谢。

5α-还原酶的主要工作，就是将"朴实无华"的睾酮转化为"激情奔放"的双氢睾酮。

双氢睾酮可以说是睾酮的升级版，此物不仅能够在靶组织和（或）非靶组织中提升睾酮的效能，还能够全方位地切入、影响毛发的整个"生命"过程。

 雄激素性秃发患者血清雄激素会升高吗？

> 王莽年轻有为，20多岁就做了领导。遗憾的是，他这几年头发也掉了许多，显得十分的"老成和智慧"。

前几日，王莽到县医院皮肤科看脱发。医生询问病史，认为他是得了雄激素性秃发。医生随后给他做了血清性激素水平检测，结果发现王莽雄激素（双氢睾酮）的含量却是正常的。王莽觉得很奇怪，雄激素水平不高，能叫雄激素性秃发吗？于是他就给在省城医院皮肤科工作的表哥打了个电话。

表哥介绍说，雄激素是雄激素性秃发发病的关键因素，但是并非所有的雄激素性秃发患者，其血液中的雄激素水平会高于正常。研究表明，雄激素性秃发的发生，主要是由于脱发区域毛囊内雄激素受体的敏感性升高，其中还包括Ⅱ型5α-还原酶的基因表达升高，从而导致了雄激素对于相应毛囊的作用增强。

对于雄激素性秃发患者而言，在相应毛囊的真皮细胞成分内，含有特定的Ⅱ型5α-还原酶。这种活性物质可以将血液中循环至该区域的睾酮转化为双氢睾酮，后者与细胞内雄激素受体结合，从而引起一系列反应，包括毛囊的微型化和脱发，直至秃发。

表哥告诉王莽，血液中雄激素水平正常，并不能否定雄激素性秃发的诊断，建议他在医生指导下，继续坚持治疗。

雄激素在雄激素性秃发中扮演何种角色？

在雄激素性秃发的发病过程中，雄激素是一个很关键的角色。

临床观察发现，男性阉割者不发生雄激素性秃发。但是如果给予睾酮替代治疗后，则可能导致有家族发病史的人出现雄激素性秃发。如果停用睾酮，则可以阻断秃发的发展。这就提示雄激素性秃发和雄激素密切相关。

在男性体内，雄激素主要来源于睾丸所分泌的睾酮；在女性体内，雄激素，则主要来源于肾上腺和卵巢。

为什么枕部头发多，头顶部头发少？

在日常生活中，我们经常会看到一些秃发的中年人。其主要表现为发际线后移，前额变宽，头顶部头发减少，但枕部头发却比较浓密，形成了"地中海"的格局。这是什么原因呢？

原来，雄激素对毛发的作用与毛囊所在的部位有关。在青春发育期，阴毛、腋毛、胡须以及胸毛等，可以在雄激素作用下，由原先的毳毛转变为终毛。同样，在雄激素作用下，具有遗传易感性素质的人，其头顶部的毛囊会逐渐萎缩，毛囊体积缩小，由终毛毛囊逐渐转变为毳毛毛囊，最后毛囊消失。

但是，有一种很特殊的现象，就是枕部的毛囊并不受雄激素的影响。对于造成此现象的原因，目前尚不清楚。曾有学者报道说，在睾酮的作用下，患者的秃发区域会发生一些"异动"，即毛乳头细胞的转化生长因子-β1表达增加。同时，在患者的非秃发区域，毛乳头细胞则可能"无动于衷"。

另外，有学者观察到：无论是男性还是女性，前额部位5α-还原酶的活性均要明显高于枕部；对于同一患者，秃发部位5α-还原酶的活性要远远高于非秃发部位。

15 什么是毛囊微型化？

毛囊微型化，是最近几年皮肤科学界提出的一个新概念，被用来解释雄激素性秃发的发病过程。

相关专家认为，雄激素性秃发发病的关键不是脱发，而是相应的易感毛囊逐渐地、进行性地从终毛毛囊转变成毳毛毛囊。在这个过程中，毛发的直径会逐渐变细，毛囊位置不断变浅，毛囊的生长期进行性缩短。这一病理过程被称为毛囊的微型化。

微型化毛囊所产生的毛发将变得细小，颜色苍白。由于进入生长期毛囊数的减少，导致真正意义上的脱发，进而出现临床上的毛发细小和头发稀疏，这在女性患者中尤为明显。

16 毛囊微型化是怎样发生的？

根据目前皮肤科学界达成的共识，毛囊微型化是雄激素性秃发发病的关键环节。

毛囊的微型化，不是凭空出现、突然爆发的。毛囊的微型化是一个逐渐发展的过程，往往通过数个毛发生长周期，毛囊才逐渐萎缩。

一个毛囊单位中的毛囊，或者附近几个毛囊微型化改变是不同步的，也就是说，并不是所有的毛囊在同一时间受累。因此，在秃发部位可以看到正常的毛发和不同程度的细短毛发同时存在。

在微型化过程中，毛发除了表现为细短外，还有毛发色素减少，包括完全微型化的毳毛样毛发和正在微型化的中间型毛发都是这样的。

 遗传在雄激素性秃发中有何作用?

雄激素性秃发具有遗传倾向性，这已经是学术界的共识。国内流行病学调查显示，在男性患者中，有家族遗传史的占 53.3% ～ 63.9%，父系家族明显高于母系家族。通过全基因扫描和定位研究，已经发现有多个相关基因，但准确的致病基因还没有发现。

研究表明，在脱发区的雄激素受体基因呈现出较为强烈的表达。此外，存在 5α - 还原酶缺陷的人，不会发生男性雄激素性秃发。

 为什么女性雄激素性秃发患者不出现发际线后移?

> 王大夫在皮肤科坐诊时，来了一位 40 岁的女性秃发患者。进修大夫林岗问王大夫，为什么女性雄激素性秃发不会出现发际线后移呢？

男性雄激素性秃发，通常表现为头顶部位头发稀疏和发际线后移，而女性则仅仅表现为头顶部位的头发稀疏，发际线却不受影响。

起初，学者们对此也有些好奇，但后来他们研究发现，在毛乳头细胞和外毛根鞘角质形成细胞中，存在着一种名为细胞色素 P450 芳香化酶的活性物质。这种活性物质与性激素的代谢通路有关，它参与了雄激素的代谢过程，可能具有保护毛囊的作用。

芳香化酶可以将睾酮转变成雌二醇，将雄烯二酮转变成雌酮，从而使毛囊内睾酮和双氢睾酮减少。女性的毛囊中，芳香化酶的含量明显高于男性。特别值得强调的是，在女性头皮前部，芳香化酶的含量约为男性的 6 倍，枕部芳香化酶的含量则约为男性的 4 倍。

王大夫告诉林岗，由于女性头皮前部芳香化酶的含量明显高于男性，芳香化酶对毛囊具有保护作用，因此和男性相比，女性就很少出现发际线后移的情况。

19 为什么不同部位对雄激素反应不同？

针对雄激素性秃发的发病机制及临床特征，皮肤科学界进行了全方位、多角度的研究。研究发现，人体不同的部位，对于雄激素的反应是不同的。

🌷 雄激素受体蛋白主要分布于雄激素敏感区域。在青春期后，雄激素与受体结合，可以激发不同的信号通路，最后促进这些区域的毛发生长。雄激素性秃发患者，无论男性还是女性，其前发际线秃发处，雄激素受体的表达水平都比枕部非秃发部位高30%。但男女患者相比，女性比男性低40%。

🌷 从临床表现上看，真皮起源不同。雄激素性秃发患者头皮前部及冠状部位的毛囊对雄激素十分敏感，而枕部毛囊则不受雄激素的影响。枕部毛囊与前额及冠状部位毛囊有不同的生物学特性，可能是因为上述部位真皮的胚胎发育起源不同。

20 生长期脱发是如何发生的？

生长期脱发是一种很常见的脱发性疾病，特别是随着恶性肿瘤发病率迅速增高，此病的发生率也呈上升趋势。

生长期脱发常见于癌症患者化疗之后，如应用多柔比星、亚硝基脲和环磷酰胺等药物，常可导致严重脱发。在大剂量使用这类药物1～3个月之后，临床上脱发症状可达到高峰。药效达到最高时，发干可突然变细，发干的极细部分生长至头皮表面时就发生折断，这种现象可以同时发生于所有发干。毛球被破坏时，它可以同时长出很多头发。当然，只有处于生长期的毛发才会有这种改变。

21 为什么会出现休止期脱发？

近年来，休止期脱发的发病率呈逐渐上升趋势。国外有学者认为，休止期脱发的实质，是在头皮部位的杵状发，从正常休止期的毛囊中过早、过多脱落。发生这种情况，可能是因为头皮受到一些异常刺激，如手术、分娩、发热、药物或牵拉等，导致毛发的生长期缩短，提前进入了退行期和休止期。

22 哪些药物能引起休止期脱发？

休止期脱发，是一种很常见的脱发性疾病。有学者研究发现，药物也是引起休止期脱发的常见原因。这些药物包括苯丙胺、氨基水杨酸、溴隐亭、卡托普利、卡马西平、依那普利、碳酸锂、西咪替丁、达那唑、美替拉酮、美托洛尔、普萘洛尔、三甲双酮等。

23 慢性弥漫性休止期脱发因何而生？

慢性弥漫性休止期脱发，是休止期脱发的一种常见类型。此型脱发的常见病因包括：①甲状腺疾病、缺铁性贫血、肠病性肢端皮炎、营养不良等。②代谢紊乱，如肝病和慢性肾功能衰竭，可以导致头发稀疏；恶性肿瘤可以导致脱发，这是由于其导致的低蛋白血症引起的。③系统性红斑狼疮和皮肌炎可以引起慢性弥漫性休止期脱发；二期梅毒患者也可以出现慢性弥漫性休止期脱发。

24 营养不良能引起脱发吗？

营养不良和脱发是否存在联系？这一直是皮肤病专家和患者共同关心的问题。

临床观察发现，严格限制蛋白质和热量摄入、慢性饥饿，以及一些消耗性疾病，可以引起慢性弥漫性休止期脱发。另外，代谢性低蛋白血症和摄入性低蛋白血症也可以引起脱发。

同样，长期的胃肠外营养和维生素 A 过量，可引起必需脂肪酸缺乏，导致脱发病的发生。

因此，我们有理由相信，营养不良是造成脱发的重要原因之一。为了保持一头浓密的头发，我们需要注意合理饮食，保证足够的营养供应。

25 为什么出现产后脱发?

前一段时间，消化内科张护士生了个小宝宝，很是开心。但与此同时，头发却掉了许多，令她忧心忡忡。于是，她急匆匆来到皮肤科，找到专家马主任，询问为什么会出现这种情况。

马主任询问了她的发病情况，并进行了仔细检查，认为她得了产后脱发，也可以叫作休止期脱发。

马主任介绍道，女性在妊娠期间，由于血清中存在高水平的雌激素，毛囊可长期停止在生长期，而不能进入休止期。此时毛发通常比较浓密。但是，在分娩之后，新妈妈血清中的雌激素水平就会呈现断崖式下降。于是在几个月后，就会出现明显的毛发脱落现象。这种休止期推迟现象，通常会持续2～3个月，但有时可接近6个月。

马主任提醒她，要注意休息，保持足够的睡眠、合理的营养，暂时不做其他处理，这种类型的脱发通常会自行痊愈。

临床表现

脱发病因复杂，脱发的临床表现，更是多种多样，变化多端。

脱发，对于我们的工作、生活、社交等的影响重大。我们需要学习、需要了解、需要认清它的真实面目。

 斑秃更青睐哪些人？

斑秃是一种常见病，可发生在任何年龄，但以 30 ～ 40 岁中青年人居多，男性和女性发病率相当。

有许多斑秃患者在发病之前，有精神创伤和精神刺激史，患者常于无意中发现，或者被他人发现有脱发。多数患者无自觉症状，少数病例可在发病初期，患处出现轻度疼痛、瘙痒，或其他异常感觉。

 斑秃有何表现？

一天晚上，王主任突然接到哥哥的电话。他说自己头顶部有一块椭圆形脱发斑，一元硬币大小，不疼不痒，没有啥感觉，问王主是咋回事。

王主任查阅了他发的图片，并询问了发病情况，认为他是患了一种名为斑秃的脱发病。

斑秃是一种很常见的脱发性疾病。此病的典型表现是斑状脱发突然发生，脱发斑多呈圆形或椭圆形，大小不等，可以单独发生，也可以多处发病。斑秃的皮损主要见于头发，也可累及胡须、眉毛、睫毛、阴毛、腋毛以及体毛。脱发斑边界清晰，皮肤外观基本正常，通常无明显自觉症状，少数患者可有轻度瘙痒或紧绷感。另外，有部分斑秃患者可伴发指（趾）甲病变，如点状凹陷、点状白甲和甲纵沟等。

通过电话，王主任告诉哥哥，他的情况属于斑秃的发病早期，建议他尽快到当地医院的皮肤科去诊治。

 斑秃该如何分期?

斑秃属于一种慢性疾病，根据发病周期，斑秃可分为活动期、静止期和恢复期三个阶段。

（1）活动期：脱发区数量持续增加，或皮损面积持续扩大。若在脱发区边缘进行拉发试验，结果是阳性。

（2）静止期：脱发基本停止，多数患者可在脱发停止3～4个月后，进入恢复期。有些患者病程可长达数年，甚至长期不愈或仅有毳毛存在。

（3）恢复期：有新生毛发长出，最初出现纤细、柔软、色浅的毳毛样发，继而长出黑色的终毛，并逐渐恢复正常。

 斑秃可分哪些类型?

在临床上，斑秃有许多种分类方法，其中，根据其形态及预后，斑秃可分为八种类型：

（1）单灶性斑秃：表现为单个的脱发区，常无自觉症状，局部偶有刺痒、疼痛、触痛或感觉异常。

（2）多灶性斑秃：数月或数周内，在头皮部位出现多个孤立的脱发区，成为多灶性斑秃。随着病程进展，脱发区可相互融合，呈现不同形状。此类患者可表现为，一处脱发区已经长出新发，而另一处仍可能继续脱发。

（3）网状斑秃：多灶性斑秃进一步发展，部分互相融合，呈现网状外观。

（4）匍匐性斑秃：通常枕骨中部头发呈卵圆形片状脱落，其长轴与水平面大致垂直。随后，在颞缘发际处也出现脱发区，并逐渐与最初的脱发相互融合，呈大致水平位置上对称性分布的环形脱发，宽2.5～8厘米，形如游蛇，故又名蛇形斑秃。此类型好发于儿童，且患儿多具有过敏性体质。

（5）马蹄性斑秃：脱发区从前额到枕部，距离发际线 3 ～ 4 厘米，形似马蹄，其分布与雄激素性秃发基本一致。此类型斑秃对治疗反应较差。

（6）弥漫性斑秃：脱发呈弥漫性，若非仔细检查，可能难以发现。重者可能累及枕部头皮。此类型需要与雄激素性秃发进行鉴别。

（7）全秃：为斑秃严重类型，表现为头发全部脱落，寸毛不生。

（8）普秃：除头发全部脱落外，眉毛、睫毛、胡须、腋毛、阴毛和全身毳毛均已脱落。

 斑秃在皮肤镜下有何表现？

在脱发性疾病领域，皮肤镜是一种很有用的设备。因为，在皮肤镜下这些疾病的表现都十分生动。比如，在皮肤镜下，斑秃具有一些特别的表现，令人印象深刻。

斑秃在皮肤镜下显示的特点，主要有黄点症、黑点症、断发、短毳毛样发等，并且头发近端会逐渐变细。

上述表现虽非斑秃患者所独有，但是，对于皮肤科医生准确认识此病，却有很大帮助。

 斑秃的发病有何特点？

斑秃的特征，主要表现为一个或多个圆形或椭圆形区域出现毛发的快速、完全脱落。

斑秃通常发生在头皮、胡须、眉毛、睫毛等处。脱发斑直径通常为 1 ～ 5 厘米。在脱发早期，部分毛发可呈灰色。毛发总是呈斑片状脱落，但有些病例也可出现散在性脱发。

脱发区边缘毛发出现松动，并在近头皮处折断，留下较短的毛发残端。由于患处毛囊萎缩，拔下这些残端后，可见一端逐渐变细的毛球，因此有"感叹号样发"之称。

有些患者病情呈进展性，新的脱发不断出现，直至头发全部脱落，被称为全秃。当全身毛发都脱落时，即成为普秃。脱发可发生在颞部和枕部头发，并逐步融合，或发生在除枕部以外的整个头皮，形成秃顶。

 斑秃常伴发哪些疾病?

斑秃是一种常见的脱发病，治疗手段较多且效果较好，多数患者在治疗之后有望获得痊愈。

斑秃不会伴发其他疾病，但是在患有某些疾病时，斑秃的发病率会比正常人明显增高。这些疾病包括特应性皮炎、扁平苔藓、系统性红斑狼疮、甲状腺炎、重症肌无力和白癜风等。在治疗斑秃的同时，需要采取措施，控制这些疾病。

 斑秃可能出现哪些指（趾）甲病变?

在我们的认知里，头发和指（趾）甲同属于皮肤附属器的范畴，但二者是否有更多的联系，却不得而知。不过，有一种疾病却将头发和指（趾）甲联系在一起，这种病叫斑秃。

斑秃是一种脱发性疾病，以局限性的毛发脱落为特征。与此同时，有10%的患者，还可能出现指（趾）甲的病变。

斑秃引起的指（趾）甲病变，主要表现为指（趾）甲出现横向和纵向的线性凹点，大小一致，特别是病程较长、病情较重的患者，更容易出现这种情况。有时，患者还可以出现甲床炎、甲缺失，以及红色或点状甲半月等改变，但此种现象较为少见。

 雄激素性秃发有什么表现呢?

近几年，在皮肤科门诊，雄激素性秃发患者越来越多，且患者的发病年龄有逐渐下降的趋势。

雄激素性秃发，常有家族发病的历史，患者的表现也比较典型。通常从前额两侧开始，头发密度下降，头发纤细、稀疏，逐渐向头顶延伸，额部发际向后退缩，前额变高，形成高额，前发际线呈M形；或头发开始从头顶部脱落，逐渐波及前额部。也有患者表现为前额和头顶部头发同时脱落，但这种情况很少见。

脱发呈渐进性发展，额部和头顶部脱发可以相互融合。病情严重者，仅在枕部及两颞残留少量头发。脱发区皮肤光滑，可见纤细的毳毛样发，皮肤无萎缩。常伴有头皮油脂分泌增加，但脱发数量、病情轻重，与皮脂分泌多寡并无直接关系。

雄激素性秃发，多在 20 ～ 30 岁时发病，起初表现为前额两侧或鬓角处头发逐渐卷曲。这是由于上述区域的毛囊逐渐萎缩微型化，导致生长的毛发细小而弯曲。

 男性雄激素性秃发有何特点？

男性雄激素性秃发，此病常发生在 20 ～ 30 岁的男性，其特征是头发主要从顶部和前额开始缓慢脱落。该病前期不易察觉，只是表现为额颞部发际线的退缩。中后期两侧的前发际线退缩，即导致前额变高，最终头顶头发全部脱落。

此种脱发可以分为多种类型，其中最常见的类型为两鬓退缩伴头顶脱发。脱发的速度有个体差异。20 多岁的患者常表现为突然发病，此后脱发可为慢性，并持续数年。

 如何评估秃发的严重程度？

前不久，红星医院皮肤科的高医生给援疆专家王教授发了一则微信，说最近遇到了几个雄激素性秃发的患者。她想了解一下，该怎样评估雄激素性秃发患者的病情。

王教授介绍说，关于雄激素性秃发，目前有多种分类方法。其中，根据秃发的严重程度，可将雄激素性秃发分为 7 级：

（1）1 ～ 3 级：1 级秃发，发际线正常。2 级秃发，发际线后移，额头稍高。

3级秃发，发际线退缩明显。

（2）4～5级：4级秃发，前额明显秃发，整个头顶部位毛发稀疏，但是头发没有完全脱落，还有一些细软的头发存在。5级秃发，前额及头旋部位头发整体脱落，中间形成断带，秃发面积较大。

（3）6～7级：6级秃发，前额部位头发基本脱落，头顶部位脱发向后扩大趋势更加明显。7级秃发，是秃发分级里最严重的情况，整体头发只剩后枕部和耳鬓周围一圈头发。

12 女性雄激素性秃发有何特点？

女性雄激素性秃发，患者多为60岁左右的女性，发病较男性迟，症状相对较轻，病情进展缓慢。主要表现为整个头皮部位的弥漫性脱发，通常在早期不易被觉察。患者主诉有头发进行性变稀疏，发量变少，持续或间歇性脱发。

女性雄激素性秃发可以表现为三种形式：①Ⅰ型，头皮冠状部位毛发弥漫性变稀疏，前发际线正常。②Ⅱ型，头皮中线处头发稀疏，中缝变宽，前发际线有缺口。③Ⅲ型，两侧额角发际线退缩，通常见于绝经后女性和高雄激素血症患者。

13 怎样对女性雄激素性秃发进行分级？

皮肤病医院的一位教授，在一次全国学术会议上做了"脱发病治疗相关问题"的报告，有医生就此提问道，对女性雄激素性秃发该如何分级。

教授介绍道，根据学者建议，女性雄激素性秃发可以分为3级：①1级秃发为头皮中线部及中线两侧毛发轻度稀疏，脱发局限在头皮冠状部位。②2级秃发累及头皮冠状部位和顶部，而额部和前发际线不受累。③3级为秃发进一步加剧，耳前区和头皮两侧的毛发也变稀疏，但前发际线和枕部不受累。

最近，有学者推荐使用 GAG 5 级分级法，来评估雄激素性秃发患者的病情，以及对治疗的反应。

这位教授强调，对于女性雄激素性秃发进行分级，有利于准确判断患者的病情，制订合理有效的治疗方案。

14 重症女性雄激素性秃发患者应警惕哪些疾病？

病情严重的女性雄激素性秃发患者，应该警惕存在患有其他系统疾病的可能性。

绝经前女性，雄激素性秃发提示可能存在高雄激素血症，同时患者可以合并有痤疮、多毛、月经不规律和男性化等表现。

重症女性雄激素性秃发患者，一定要注意排除雄激素过度分泌的疾病，如多囊卵巢综合征。研究发现，有 30% 的女性雄激素性秃发患者可伴有多囊卵巢综合征。另外，雄激素分泌过多还可因肾上腺增生和卵巢肿瘤所引起，但很少见，此病的病程通常比较缓慢，呈进行性发展。

15 男性雄激素性秃发和女性雄激素性秃发有何区别？

王教授在给学生讲"脱发性疾病的诊断和治疗"课时，学生杨帆提问，男性和女性都可能罹患雄激素性秃发，二者表现有何不同。

王教授介绍道，雄激素性秃发是一种发生在青春期和青春期后，以毛发进行性减少为特征的疾病。

由于遗传易感性，患者的毛囊在雄激素作用下发生变化，从而出现具有特征性的脱发。男性患者主要表现为前额发际线后移和（或）头顶部毛发进行性减少和变细。女性患者主要表现为头皮中央毛发进行性减少和变细，少部分表现为弥漫性头发变稀，但前发际线一般不受影响。

最后，王教授强调，男性雄激素性秃发和女性雄激素性秃发的最大区别在于，男性患者会出现发际线的后移，而女性患者不会。

 哪些人易患雄激素性秃发？

无论男性还是女性，雄激素性秃发都是常见的脱发性疾病。

此病的患病率不同种族有明显的不同，白种人的发生率较高，黑人和黄种人较低。高加索人男性发病率为80%，女性为50%。最新的流行病学调查显示，此病在我国男性的患病率为21%，女性患病率为6%。

雄激素性秃发发病年龄差距很大，有明确遗传史患者，发病较早，并且秃发进展较快。女性随着年龄增加，发病率也随之增加，患者可以在青春期后任何年龄发病，但以绝经后多见。男性则常在青年或中老年发病，30岁时发病率达到30%，50岁时发病率达到50%，60岁时发病率达到57%。

 休止期脱发可分为哪些类型？

休止期脱发，是一种常见的脱发性疾病。

根据毛囊周期的不同阶段，有国外学者将休止期脱发分成五种类型：

（1）生长期即刻终止型：其实质是受刺激的生长期毛囊提前进入休止期，导致在休止期末时脱发增加。此症脱发时间较短，常在生理应急反应（如严重疾病，以及药物）之后2～3个月内发生。当正常的毛发周期建立后，毛发生长恢复正常。

（2）生长期终止延缓型：是指产后的脱发。其实质是怀孕期间毛囊持续处于生长期，至产后大量毛囊同时进入休止期时，导致在产后数月，出现脱发量增加。

（3）生长期缩短综合征型：因为某些特殊原因，引起毛囊生长期缩短，导致持续性的休止期脱发。

（4）休止期即刻终止型：由于毛囊正常的休止期缩短，毛囊在受到刺激进入下一个生长期时，即出现杵状发脱落。比如，米诺地尔即可促进休止期的毛发脱落。

（5）休止期终止延缓型：是指由于毛囊的休止期持续延长，随后在进入生长期时发生的脱发。这种情况常见于一些动物，在冬春之交出现的毛发脱落。在我们人类当中，某些人也可能因为同样的原因，出现季节性脱发。

目前，在临床上主要将休止期脱发分为三类，即急性休止期脱发、慢性休止期脱发、慢性弥漫性休止期脱发。

18 急性休止期脱发有何表现?

急性休止期脱发是一种急性的头发脱落病症。此病常发生于诱发因素作用后 2 ～ 3 个月，如发热、手术创伤、绝食或大出血、突发不良事件等。

患者常在梳头或洗头时，发现自己有大量头发脱落，每日脱发量从 100根以内到 1000 根以上不等。轻症患者，如果持续时间较短，可出现不明显的秃头现象。如果脱发量巨大,则会出现明显的头发密度降低,影响患者形象。脱发的严重程度，取决于诱发因素作用的时间长短和影响强度，以及患者对诱发因素的个体敏感性。

通常情况下，即使脱发很严重，也不会出现全秃。在诱发因素去除后3 ～ 6 个月，头发多可完全恢复。

19 慢性休止期脱发有什么临床特点?

慢性休止期脱发，是一种原发性和自限性的脱发性疾病，常见于中年女性。此病与雄激素性秃发、继发于器质性病变的慢性弥漫性休止期脱发，有明显区别。

在临床上，表现为女性突然出现的脱发量增加，并持续 6 个月以上。患者被检查时头皮中线没有明显的变宽，头皮活检没有毛囊微型化的改变。

此病主要发生在 30 ～ 50 岁的女性，有些患者的慢性休止期脱发，会发生在急性休止期脱发之后。有些伴有明显的诱因，如妊娠和系统性疾病，但大多数情况下无法找到明确的诱因。

 慢性弥漫性休止期脱发有何表现？

俗话说，长痛不如短痛。短期的损伤往往会导致头发突然脱落，这种情况若及时应对，通常能够很快控制。但长期反复的损伤，会导致隐性的脱发，这样的患者，其治疗情况常常就不太乐观。

慢性弥漫性休止期脱发，是休止期脱发的一种重症类型，其脱发一般可持续 6 个月以上。可以是原发性休止期脱发，也可以是继发于其他原因导致的脱发，如雄激素水平增高引起的女性雄激素性秃发。

此类型脱发，通常在祛除病因之后，病情可以恢复。但是，当再次遇到同样的诱发因素时，仍可以导致脱发的发生。

 产后脱发有什么症状？

产后脱发，是女性常见疾病。几乎所有的产妇都可能发生，只是症状不甚明显，而后自行缓解，所以就被直接忽略。

此病常发生在分娩后 2 ～ 6 个月，虽然脱发呈弥漫性，但通常首先出现在头皮前 1/3 处，脱发可持续 2 ～ 6 个月或更长时间。

 药物性脱发有何表现？

　　假期期间，汪大夫回老家探亲，六婶急匆匆来找汪大夫，让汪大夫给她看病。原来，在 6 个月前县里组织的体检中，六婶被查出患有乳腺癌。六婶在进行化疗之后，肿瘤已经得到控制，但是头发脱落却很厉害。她问汪大夫这是咋回事？该咋办？

汪大夫询问了六婶的发病情况、所用药物，并进行了检查。汪大夫认为她是患了药物性脱发，这是一种由药物引起的慢性弥漫性休止期脱发。此病通常发生在用药 6 ～ 12 周后。如果不停止用药，脱发则会持续加重。这是因为药物的作用，提前"叫停"了毛囊的生长期。

汪大夫告诉六婶，对于这种脱发，可以暂不做治疗，她也无须过于担心。通常在停用相关药物数月之后，这种脱发情况会自行缓解。

特殊类型

脱发家族中，斑秃、雄激素性秃发是当之无愧的主角，其曝光率很高。可是，还有一些特殊的成员，兄弟姐妹很少，活动能力不强，外形也不够突出，比如无毛症、少毛症、生长期头发松动症等。它们是这个团体中的弱者，需要我们给予更多关注。

 什么叫无毛症?

无毛症是一种少见的脱发性疾病，表现为出生后毛发迅速脱落，另外极少数患儿在出生时就没有头发、眉毛、睫毛和体毛等。具体表现为患儿的头发可完全脱落，眉毛和睫毛稀疏，缺少体毛和作为第二性征的阴毛及腋毛，但牙齿、甲状腺发育正常，生长发育也无异常。

无毛症若伴有皮肤的丘疹性损害，则被称为伴丘疹性损害的无毛症。这是一种罕见的遗传性疾病，以出生后毛发迅速脱落和儿童期泛发的丘疹性损害为特征。皮疹主要位于头皮、颊部、前臂、大腿和膝部等部位。

 先天性少毛症有何表现?

少毛症可分为先天性少毛症和后天性少毛症、全身性少毛症和局限性少毛症等类型。

其中，先天性全身性少毛症较少见，此症常伴有其他遗传性缺陷，如指（趾）甲和牙齿的发育不良。患儿在出生时毛发是正常的，6 个月左右毛发开始脱落，头发纤细、干燥、粗糙，像金属丝样，缺乏韧性，一般不超过 10 厘米。眉毛、睫毛、毳毛缺乏或稀少，也可以正常。男性患者体毛、腋毛、阴毛和胡须稀疏或缺失，少数患者到青春期可逐渐好转或恢复正常。

先天性局限性少毛症是指头发、眉毛或体毛等局限性稀少，出生时或出生后不久就发生。

 后天性少毛症有何表现？

后天性少毛症，是一种极为罕见的毛发疾病。

此病患者常常伴有内分泌功能障碍，如脑垂体前叶功能减退症、黏液性水肿和性功能减退等，通常表现为阴毛、腋毛、胡须等脱落、稀少。

 什么是生长期头发松动症？

> 皮肤科的杨医生到天津参加了一个全国性的学术会议。听了演讲之后，他问讲课的专家，生长期头发松动症，是怎样一种疾病。

专家介绍说，生长期头发松动症，是一种比较常见的毛发疾病，以生长期毛发容易拔出且不疼痛为特征。

此病的发生，可能是因为毛囊内毛根鞘的发育出现异常，影响了内毛根鞘的鞘小皮和毛干的毛小皮两者之间的"亲密接触"，致使内毛根鞘失去了对毛干的支撑作用，最终导致生长期毛发很容易拔出。

 生长期头发松动症有何表现？

☺一种为生长期头发松动症，此病患者通常不伴发其他类型的发育异常。在正常生理情况下，头皮也存在散在的、个别松动的生长期头发。

☺另一种为生长期头发松动综合征，可伴随其他的发育异常，包括甲－髌骨综合征、毛发－鼻－指（趾）骨综合征和少汗性外胚叶发育不良等。

 小儿生长期头发松动症有什么特点？

生长期头发松动症有多种分类方法。根据发病年龄，可将生长期头发松动症分为婴儿及儿童期生长期头发松动症、成人生长期头发松动症两种类型。其中，婴儿及儿童期生长期头发松动症的表现很有个性。

患儿就诊的主要原因是头发生长缓慢。其表现为头发生长困难，头发稀疏，头发色泽为金色或棕色等，但是，头发的脆性和强度几乎不受影响。枕部头发通常显得很干燥没有光泽。此时，如果用手指捏着一簇头发，沿头皮水平慢慢牵拉，就会发现，很容易就能拔出 15 ～ 20 根头发，且无疼痛。

 成人生长期头发松动症有什么表现？

对于成人患者来说，生长期头发松动症的毛发密度和长度异常并不突出，通常需要依靠拉发试验和显微镜的形态学检查才能明确诊断。

部分患者并不知道自己的头发很容易拔出。医生只有详细询问病史，才可能了解患者儿童时期头发稀疏、短，头发生长缓慢等信息。

光学显微镜下，拔出的头发多数处于生长期，毛根部扭曲、变形，缺少毛根鞘，近端毛干的毛小皮皱缩，呈波纹状。

 何谓前额纤维化性脱发？

> 琳娜 55 岁，是一位来自赞比亚的女子，在一家外国语学校任教。半年前，她的前额部位出现头发脱落、稀疏、瘢痕，并且眉毛也有脱落。她急忙来到附近一家医院的皮肤科就诊。

一位医生接待了她。医生在询问病史、认真检查后，认为琳娜得了一种名为前额纤维化性脱发的疾病。

医生介绍，前额纤维化性脱发，是一种获得性的瘢痕性脱发，此病主要发生于绝经后女性。

前额纤维化性脱发的特点是额部或额顶部的头发呈带状退行性变，伴有眉毛稀疏或完全脱落，患者多为绝经后女性。琳娜的情况就是如此。

目前，关于此病病因尚不清楚。有研究认为，是部分毛囊对雄激素存在某种依赖，并可能存在独特的生物学标记，导致前额纤维化性脱发中淋巴细胞浸润和纤维化变性，破坏了额缘发际和眉毛部位的毛囊，从而导致本病发生。

最后，医生给琳娜开了 2% 米诺地尔制剂外用以及一些口服药物，同时建议她进行红光照射治疗。

 前额纤维化性脱发有何表现？

前额纤维化性脱发，是一种很少见的疾病。此病多发生在女性绝经后，平均发病年龄约为 68 岁。

此病主要表现为，前额发际线呈对称性病变，中间型发和毳毛消失，病变处毛囊周围出现轻度的红斑皮损，局部头皮轻度萎缩呈苍白色，毛囊口缩小或消失，肉眼或放大镜观察可见残存的毛囊口，有角化过度表现。

 何谓瘢痕性脱发？

瘢痕性脱发，又称布罗克假性斑秃，由学者布罗克首先提出此病。其中女性患病率比男性高 3 倍，且病程要更长一些。

此病表现为多个圆形、椭圆形或不规则的无发区，通常为钱币大小，或更大，呈白色或淡红色，表面萎缩，光滑发亮，有类似"洋葱样外观"。在脱发斑中，可见数个扩大的毛囊散布其中，并且有毛发从中长出。

瘢痕性脱发没有脓疱、结痂和断发等表现，依据此特点，可与毛囊炎、体癣等进行鉴别。

 瘢痕性脱发有何表现？

瘢痕性脱发，是一种十分罕见的脱发性疾病。

瘢痕性脱发，初起时在头皮往往只有 1～2 处小片损害，为圆形、椭圆形或不规则形的脱发区，以后逐渐扩展、增多，可以散在分布，也可以相互融合成片。其中可见数根残留的毛发散布。

脱发区表面萎缩，略显凹陷，光滑发亮如薄纸，毛囊口不清楚，无脓疱和痂皮，也无断发。皮损局部无瘙痒、疼痛、麻木等自觉症状。

若在脱发区边缘进行拉发试验，则表现为阴性。

12 引起瘢痕性脱发的原因有哪些?

临床上，瘢痕性脱发并不少见。此型脱发，是由多种原因引起瘢痕形成，导致毛囊永久性破坏，从而引起的脱发。常见原因包括以下几个方面:

(1)物理性损伤:机械性外伤、电击伤、烧伤、冻伤和电离辐射等。

(2)化学性损伤:因接触一些强酸、强碱或腐蚀性化学物质，头部皮肤发生红斑、肿胀、糜烂、溃疡等，导致瘢痕形成，损害毛囊。

(3)皮肤肿瘤:发生在头皮的淋巴瘤、皮肤附属器肿瘤，以及转移性肿瘤等，均可破坏局部毛囊，引起脱发。

(4)感染:头皮部位细菌感染和头癣(主要是黄癣)。

(5)皮肤病:某些累及头皮的皮肤病，如盘状红斑狼疮、扁平苔藓、局限性硬皮病、瘢痕性类天疱疮和秃发性毛囊炎等，也可引起永久性脱发。

13 什么是牵拉性脱发?

牵拉性脱发，是指因为长期牵拉毛发所承受的张力过大，从而引起的脱发性疾病。

此病的发生，常与患者将头发扎成某种发型有关。如果所用卷发器太紧，用力梳发或用发夹牵拉头发，或用手盘绕头发等，均有可能引起脱发。

牵拉性脱发，其脱发通常是不完全的，并可见断发。如果脱发发生在头皮边缘，如耳前和前额，且脱发是由于牵拉引起，也可称为边缘性脱发。

14 拔毛癣是怎样一种病?

邻居兰姐发现，女儿阿罗头顶部有片秃发斑，长短不齐，心中很是焦急。于是，她带孩子来到附近一家医院的皮肤科就诊。医生认真做了检查，并询问了孩子的学习情况。医生认为，阿罗得了一种名为拔毛癣的疾病。

拔毛癣是患者自己反复牵拉、扭转和摩擦毛发所引起的脱发，也可因使用镊子、剪刀或剃刀所致。属于精神性疾病的范畴。

其临床表现为脱发区看到长短不等的头发。另外因存在短的断发，可使头皮显得粗糙不平。此病多见于10岁以下女孩，但也可发生于男孩和成人。

阿罗是一个性格内向的孩子，学习成绩一般，平时不大爱说话。因此，阿罗就养成了揪拔头发的习惯，最终引起这种脱发病症。

15 拔毛癖有何表现?

此病通常累及头发、眉毛、睫毛和面部毛发，阴毛和胸毛也会受累。仔细观察拔除的毛发区，边缘常不整齐，形状不太规则，类似于几何图形，中间常遗留残存的毛发，拉发试验阴性。

有时，脱发区界限不清，部分区域头发稀疏。脱发区可为一处或多处。轻者仅有数平方厘米大小，重者可导致大部分头皮受累，而仅剩发际区域，甚至有可能导致全部头发受累。

医生介绍，拔毛癖属于心理性疾病，建议家长多关心孩子，多陪伴孩子，多了解孩子的心事，先解决孩子的心理问题，这样疾病才可能逐渐康复。

16 何谓中央离心性瘢痕性秃发?

王主任的大学同学翟女士在肯尼亚首都内罗毕开了一家诊所。几天前，她通过微信和王主任联系，说她接诊了一位当地女性患者，头顶部出现头发稀疏，并逐渐向周围发展。她问，这是怎样一种病？

王主任详细询问了患者的发病情况，并仔细看了发来的图片。王主任认为，该患者得了一种名为中央离心性瘢痕性秃发的疾病。

王主任告诉她，此病常见于非洲女性。其特点是，从头顶或者头皮冠状区起，呈对称性、离心性向周边扩散。

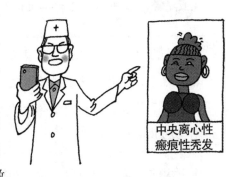

中央离心性瘢痕性秃发

目前此病具体病因不明。可能与高温、牵拉、化学制品、感染、自身免疫性疾病、遗传因素及非洲人毛囊的自然卷曲等因素有关。

 中央离心性瘢痕性秃发有何特点?

中央离心性瘢痕性秃发，常发生于非洲黑人中年女性。此病通常进展缓慢，开始于头皮冠状区或头顶，并且在这些部位最严重。以对称性、离心性方式逐渐扩大，向后可扩散到枕部，向两侧可扩散到侧顶部。受累的头皮大多数光滑闪亮，毛囊口消失，秃发区通常会留一些枯短的头发。

有些临床表现似女性雄激素性秃发，可有轻度瘙痒或触痛。此外，在疾病早期少数患者可出现炎症性改变，如脓疱和结痂。

 如何治疗中央离心性瘢痕性秃发?

中央离心性瘢痕性秃发，是非洲女性多发的一种脱发病症。治疗此病，首先要停止对头皮部位的物理和化学性损伤，包括不要过紧地编织和牵拉毛发，停止使用劣质化妆品及热梳，避免涂抹油脂产品等。同时，可以口服四环素类药物，外用糖皮质激素、吡美莫司、他克莫司等抗炎制剂，也可以在头皮皮损处注射糖皮质激素。患者炎症严重时，可使用利福平和克拉霉素联合应用10周。如果炎症得到控制，则可使用2%或5%的米诺地尔制剂促进毛发生长。

19 颞部三角形脱发有何表现?

颞部三角形脱发，是一种罕见的局限性脱发病。此病的临床表现为脱发发生在额骨与颞骨结合处，大体呈三角形的区域。脱发区可有毳毛生长。关于此病的病因目前尚不清楚，有人认为该病是一种遗传性疾病。

颞部三角形脱发，多发生于2～9岁的儿童，也有部分患儿出生时就发病。患者多无明显的自觉症状，仅表现为额骨和颞骨结合处附近头发脱落，脱发区常为三角形，也可为椭圆形或柳叶刀形。三角形底部靠近发际线，尖端指向头顶。

脱发区头皮无炎症、萎缩及瘢痕。脱发区边界常清楚，其内可见毳毛生长，周围为正常终毛。在皮肤镜下，未见黄点征、黑点征、短发及感叹号样发等。

颞部三角形脱发，常伴发色素血管性斑痣性错构瘤病、唐氏综合征等。不能自愈，可终生存在。

20 何谓压力性脱发？

压力性脱发，又称手术后脱发，是因头皮缺血性改变所引起的脱发性疾病。此病发生的生理病理过程，与长期卧床所引起的压力性溃疡类似。

压力性脱发，主要是在手术过程中，头皮局部受到压迫，导致局部发生缺血性改变所致。

有学者研究发现，在手术期间及手术之后，每隔30分钟改变一次患者头位，压力性脱发的发生率为零。

21 压力性脱发有何表现？

此病皮损通常呈散在性分布，常发生在枕部。在过去数周曾有手术，或长时间静卧、头位固定史。有些患者脱发前曾有头皮压痛、肿胀甚至溃疡症状，但部分病例可能仅直接表现为脱发。

如果能及时认识此病并进行相应处置，则病情将是可逆的、可以预防的，反之则可能导致永久性的脱发。

22 热梳脱发是什么？

热梳脱发，属于瘢痕性脱发，此病常发生在因美容而用热梳将头发拉直的黑人妇女。

此病特征为头顶脱发，并向周围扩展，形成一个较大的椭圆形局限性脱发区。此病发生的原因在于铁梳上的高温液状石蜡可损伤毛囊，最终导致整个毛囊被破坏并形成瘢痕。如果患者不断用这种方法将头发拉直，头发就会大量脱落。

23 何谓先天性脱发?

先天性脱发，是一种患儿罕见的脱发性疾病。

先天性脱发，通常在患儿刚出生时发病，可出现全部或部分毛发脱落，或者完全无毛发生长。此病常伴有其他的遗传性缺陷，如指（趾）甲、牙齿和骨骼的异常。

此病特点为，患儿头发细而稀疏，生长缓慢。如颞部三角形脱发和先天性皮肤发育不全，也是先天性局限性脱发的表现。汗腺外胚层发育不良，则表现为弥漫性毛发异常，伴有指（趾）甲和牙齿的异常改变。

诊断与鉴别

 确诊斑秃应符合哪些条件?

一天在皮肤科门诊，接诊一位脱发患者之后，住院医师陈虹问王主任：脱发病种类很多，有时表现似是而非，容易混淆，要确诊斑秃，应符合哪些条件呢?

斑秃，是皮肤科常见的一种疾病。要辨识此病，首先要掌握它的特征：①头皮部位突然发生一片或数片大小不等的圆形或椭圆形脱发斑，局部无炎性反应，头皮表面正常。②患者多无任何主观症状，病变常首先为他人所发现。部分患者有精神创伤史或过度劳累的经历。③斑秃有自愈倾向，但容易反复发作。起初长出的头发类似毳毛，柔软纤细，后逐渐增粗变黑。④如发展至整个头皮部位、毛发全部脱落者称全秃。若连眉毛、腋毛、阴毛和全身毳毛均脱落者称为普秃。⑤可伴发指（趾）甲病变、白癜风、甲状腺疾病、白发等病症。

 在皮肤镜下，斑秃有何表现?

皮肤镜是近年来皮肤科医师常用的一种诊断设备。在斑秃的诊断、鉴别和病情活动性评判中，皮肤镜检查具有重要价值。

我们在皮肤镜下可以看到，在斑秃的脱发区域，毛囊开口完好存在，脱发区域可见黑点征、感叹号样发、黄点征、锥形发（毛发近端逐渐变细）、断发、毛干粗细不均、毳毛增多等，其中感叹号样发为斑秃的特征性表现。

此外，皮肤镜检查还可以判断及监测斑秃的活动性。稳定期主要表现为黄点征，若出现黑点征、感叹号样发、锥形发、断发和毛干粗细不均等，则提示病情处于活动期。

 显微镜下，斑秃组织有何表现？

通常症状典型的斑秃患者，不需要进行组织病理检查。但是，对于一些初发病例、重症病例、慢性病例、表现不典型的病例，则需要进行组织病理检查，以排除其他类似的疾病。

显微镜下，斑秃皮损主要表现为毛球部周围的炎性细胞浸润，可呈蜂拥状。炎症细胞以淋巴细胞为主。细胞浸润的程度常与病情严重程度不成比例，全秃和普秃患者皮损中并不一定有明显的炎症浸润。另外还发现皮损部位生长期毛囊减少，退行期和休止期毛囊增多，并可见毛囊微型化及营养不良的生长期毛囊。

在急性期仅有轻度的炎症浸润，亚急性期以毛囊的周期性改变和炎症浸润为特点，在慢性期斑秃皮损中炎症浸润则不明显。

同一患者的不同区域，可同时出现不同阶段的组织病理表现。

 斑秃需做哪些实验室检查？

斑秃是一种常见病，典型的斑秃通常不需要实验室检查。进行实验室检查，主要是为了明确是否存在其他的免疫功能异常及过敏表现，或者用于鉴别诊断。

这些检查项目包括甲状腺功能和甲状腺自身抗体检查、抗核抗体及血清总免疫球蛋白E检查等。必要时可进行真菌显微镜检查和梅毒螺旋体抗体检测，以排除感染性疾病所致的脱发。

 斑秃需和哪些疾病进行鉴别？

斑秃是一种很常见的脱发性疾病，通常诊断不难。但有时，斑秃容易和一些疾病混淆，需要进行鉴别。

（1）拔毛癖：常表现为斑片状脱发，但脱发区形状往往不规则，边缘不整齐。脱发区毛发并不完全脱落，仍可见到一定数量根基牢固的断发。此病多见于儿童，可存在拔毛行为史。

（2）头癣：好发于儿童，除了斑片状脱发外，头皮有程度不等的红斑、脱屑及结痂，断发中可检测出真菌。患儿有明显的瘙痒症状。

（3）瘢痕性秃发：可由多种原因引起。如盘状红斑狼疮、局限性硬皮病、头皮的物理或化学性损伤等均可以引起瘢痕性秃发。瘢痕性秃发常常有炎症过程，脱发区域头皮可见萎缩、瘢痕或硬化，标志性表现为毛囊开口消失，此时毛囊被彻底破坏，不能再生。

（4）梅毒性脱发：患者多有不洁性生活史。常表现为多发性、虫蚀状脱发斑片，皮损面积较小。血清梅毒特异性抗体阳性，并可出现二期梅毒的皮肤表现。

（5）生长期脱发：药物（如化疗药等）引起的弥漫性脱发，需要和急性弥漫性斑秃鉴别。

（6）女性雄激素性秃发：有时需要和弥漫性斑秃鉴别。女性雄激素性秃发发病缓慢，以额部和顶部为主，拉发试验阴性，皮肤镜下无断发、黑点征或感叹号样发。

（7）休止期脱发：各种营养不良、内分泌疾病、精神因素以及节食减肥等均可导致休止期脱发，通常脱发较为弥漫，部分可出现拉发试验阳性，但一般无断发、黑点征或感叹号样发。

 儿童斑秃与先天性秃发如何区别?

斑秃，是儿童多发的一种脱发病症，其发病常与营养元素的缺乏有关。此病有时需要与先天性秃发进行鉴别。

先天性秃发，通常在出生时或生后不久发病。患者可无毛发或毛发稀疏，常发生在头皮部位，也可以累及全身各部位。毛干可有结构性改变，如出现念珠状发和羊毛状发等。先天性秃发多数患者对治疗不敏感，也很难恢复到正常的状态。

儿童斑秃患者，在出生时毛发大多正常，儿童期开始出现斑状脱发，毛发可再生，病情常反复发作。治疗效果比较好。

 如何辨识雄激素性秃发?

雄激素性秃发，是很常见的一种脱发病。诊断雄激素性秃发，需要符合下列条件：①通常具有家族发病的历史，多数患者从青春期起即开始发病。②头发出现缓慢而持续的脱落，头发逐渐变得纤细，伴头皮油腻，鳞屑增多。③男性患者，多出现发际线的逐渐后退；女性患者，多出现头顶（不包括发际线）的头发逐渐稀疏。④根据病史和特殊的脱发方式，雄激素性秃发诊断并不困难，但对于早期或不典型的病例，则需要做进一步的辅助检查和实验室检查。

 怎样诊断男性雄激素性秃发?

男性雄激素性秃发，其发病率很高。此病需要根据病史、临床表现和体检来确诊。

男性雄激素性秃发，常在青春期后发病；具有特征性脱发模式，如双侧额部、颞部发际线退缩、前额和头顶部毛发变稀疏等；肉眼可见头发呈微型化改变，即头发直径变细和长度变短；有脱发的家族史，父母及其他亲属中有人头发稀疏。

慢性休止期脱发常常能够促发雄激素性秃发，或使其病情加重。即使在临床上已经确诊的休止期脱发，也不能排除雄激素性秃发的可能。在临床上处理病患时，应考虑这两种疾病并存的可能。

 如何确认女性雄激素性秃发?

女性出现雄激素性秃发，听起来有些匪夷所思。其实质是在女性体内也能产生雄激素，雄激素水平过高，自然会出现相关的异常表现。

女性雄激素性秃发的典型表现，主要集中在头皮的中部，而前发际线则没有明显的退缩。头皮由于从前额到头顶整体头发变稀疏，所以给患者做中缝试验时可发现其头皮显露明显增宽。

女性雄激素性秃发除了符合上述男性雄激素性秃发的诊断标准外，对女性患者还要考虑孕产史和避孕史，以及内分泌异常（如月经失调、不育、多毛症、痤疮、肥胖等）病史。

10 女性雄激素性秃发该如何查找原因？

女性雄激素性秃发是女性多发的一种病症，对女性的仪容仪表有很大的影响。如果女性出现秃发，应尽快查找原因，及时采取有效的治疗措施。

若患者伴有月经失调、不育、多毛症、痤疮、肥胖等表现，应进一步检查，查明是否并发多囊卵巢综合征或肾上腺雄激素过多症等。

11 雄激素性秃发患者可做哪些实验室检查？

雄激素性秃发患者需要做哪些实验室检查呢？在参加河南省医学会皮肤科年会时，欧阳医生这样问讲课的专家。

专家回答说，因为雄激素性秃发患者，其血清中雄激素通常处于正常水平，因此诊断此病一般不需要进行实验室检查。

但女性患者，则需要进行性激素检查和卵巢超声检查，以排除多囊卵巢综合征。有弥漫性脱发时，可进行铁蛋白和促甲状腺激素等检查，以排除因贫血和甲状腺功能异常所导致的脱发。

12 雄激素性秃发患者可做哪些辅助性检查？

临床上，可以进行一些辅助检查项目，这样有助于雄激素性秃发与其他疾病的鉴别。具体包括：

（1）拉发试验：通常为阴性，如出现阳性则提示休止期毛发增加。休止期毛发短于3厘米，提示微型化毛囊处于休止期，为诊断雄激素性秃发的重要依据。

（2）显微镜检查：观察毛根情况、生长期和休止期毛发比例，以及脱发的进展程度。雄激素性秃发的典型表现是毛干直径的变化，生长期毛发的直径小于40微米，同时生长期毛发与休止期毛发的比例变小。

（3）皮肤镜检查：表现为毛干粗细不均、毳毛增多（毳毛与终毛比例失调）或者毛囊单位中毛发数目减少。皮肤镜可清晰观察毛干、头皮和真皮毛细血管，有助于与其他脱发病的鉴别，进行脱发分级，了解疾病进展，检测治疗效果。

 何谓拉发试验？

有一次钟主任在皮肤科坐门诊。在接诊一位脱发患者之后，实习医生冷梅问：什么是拉发试验？对诊断脱发有何用处？

钟主任介绍，拉发试验是用于诊断脱发性疾病的一种常见检查方法。

具体操作步骤：嘱患者3日不洗头，以拇指和食指用力拉起一束（大概有50多根毛发）头发，轻轻向外一拉，计算拔下的毛发数量。多于6根为阳性，表示有活动性脱发，否则为阴性。

钟主任告诉冷梅，拉发试验对于鉴别不同类型的脱发有一定作用。雄激素性秃发患者通常为阴性，而斑秃、休止期脱发或生长期脱发的活动期则可为阳性。

14 显微镜下毛发有何表现？

显微镜是皮肤科常用的一种检查设备。诊断脱发，查找脱发原因，有时也需要进行显微镜检查。

在显微镜下，可以观察拔下的毛发结构和毛根形态。其中，休止期脱发为杵（棒）状发，而生长期毛发的发根则不规则，附带有少量毛母质和内毛根鞘的组织。

采用这种方法，可以鉴别和排除处于不同毛囊生长周期的脱发疾病，如生长期头发松动综合征、营养不良性生长期脱发等。

雄激素性秃发在显微镜下有何特点?

典型的雄激素性秃发,通常不需要进行头皮组织的活检。

但是,对于不典型的病例,则有必要进行头皮组织的活检。如果在头皮组织病理中发现毛囊有微型化表现,就具有诊断价值。

雄激素性秃发的病理特点,是终毛和生长期毛囊减少,毳毛样毛发、休止期毛发及纤维化条索增多。在毛囊漏斗周围,可以发现轻度或中度的淋巴细胞、组织细胞浸润。

16 **雄激素性秃发的皮肤镜特点有哪些?**

雄激素性秃发在皮肤镜下,有一些典型表现,具体如下:

(1)毛发直径差异增大:在皮肤镜下,患者的秃发部位有20%以上的头发,直径有不同程度变细。在雄激素作用下,相应毛囊逐渐微型化,生长出来的毛干也逐渐变细,并且色素逐渐减少。

(2)空毛囊现象:表现为头皮部位黄色的小点(黄点征),其对应于一个空的毛囊孔。黄色是由于毛囊口不同程度扩张,其中含有皮脂腺分泌的皮脂。

(3)毛周凹陷:又称毛周色圈。其表现为围绕毛囊1毫米宽的灰色、棕色的色环,毛发从这色环中的毛囊开口中长出。无论男性还是女性,该表现在疾病早期较明显,尤其是在局部还有较高密度毛发时。

(4)头皮色素沉着:尤其是重症患者较常见。表现为毛囊间的表皮呈网状或蜂窝状的色素沉着,通过40～50倍的皮肤镜容易识别。

(5)头皮炎症反应:患者的头皮部位,常常出现或多或少的红斑,呈弥漫性或斑状。大多数情况下,是由脂溢性皮炎所致。在高倍放大镜下,可见红斑与真皮浅层毛细血管扩张有关联。

17 **雄激素性秃发应和哪些疾病鉴别?**

雄激素性秃发,有典型的秃发表现和家族发病史,通常诊断不难。但对于表现不典型者，则需要排除其他类似的疾病，具体情况如下：

（1）弥漫性斑秃：常发生于女性，其病情发展迅速，拉发试验阳性，可以发现感叹号样发，而雄激素性秃发发病缓慢，拉发试验阴性。

（2）前额纤维化性秃发：常发生于绝经后的女性，前额出现发际线后退，类似于男性雄激素性脱发，可伴有头皮以外的扁平苔藓。

（3）营养不良性脱发：减肥、各种原因导致的缺铁性贫血，也可出现弥漫性脱发。

（4）内分泌疾患：如甲状腺功能亢进或甲状腺功能减退、甲状旁腺或垂体功能减退等。女性更年期后，体内雌激素水平降低，也可以导致弥漫性脱发。

（5）药物性脱发：许多药物可以引起脱发，如维A酸类、特比萘芬等。

 18 如何诊断急性休止期脱发？

急性休止期脱发的发病，很可能与脱发前6～16周的诱发因素有关。医生进行拉发试验，患者表现为阳性，且拉出的头发为杵状发。此类脱发多表现为弥漫性，3～6个月后脱发常会停止。一般不会出现全秃。

急性休止期脱发表现为患者头顶部和头皮边缘拉发试验呈强阳性，杵状发明显增多。但是，拉发试验阴性并不能排除休止期脱发的诊断。与此同时，在显微镜下观察，可发现休止期毛发比例明显增加，大约占总毛发数量的25%。

19 诊断慢性休止期脱发应做哪些检查？

慢性休止期脱发，是休止期脱发的一种常见类型。

诊断慢性休止期脱发，首先要排除由其他原因引起的慢性弥漫性休止期脱发。应该详细询问其病史，包括用药史和饮食史。还需要进行全面检查，包括头皮检查和拉发试验等。

常规检查项目，包括全血细胞计数和甲状腺功能检查。

如果病情需要，还可进行梅毒血清学检查、血清锌水平测定和其他营养状况的检查。

 如何识别药物性脱发?

有时，药物性脱发表现类似于雄激素性秃发，则需要对二者进行鉴别。

如果怀疑脱发是由某种药物所引起，可停止使用该药至少 3 个月，随后加以判断。停药之后头发恢复生长，再次用药又出现脱发，即可确定患者的表现属于药物性脱发。

研究发现，多种药物可以引起慢性弥漫性休止期脱发。比如，米诺地尔可以促进休止期毛发脱落，因此在用药之后可以出现短暂的休止期脱发。

药物治疗

 哪些药物可以治疗斑秃?

患了斑秃,首先要注意生活规律,劳逸结合,缓解精神压力。如有必要,可给予镇静剂。同时可内服维生素 B_1、维生素 B_6、维生素 E 等药物。

对于重症斑秃,可选用泼尼松。初量每日 30 毫克,分 3 次口服;症状控制后减至每日 5 ~ 10 毫克,继续维持治疗 3 ~ 6 个月。也可选用养血生发胶囊、首乌片等中成药。

其他内服药物还有环孢素、柳氮磺吡啶、甲氨蝶呤、硫唑嘌呤等。

 激素可治疗哪类斑秃?

激素,这里特指糖皮质激素,是皮肤科常用的一类药物。对于重症或顽固性的病症,具有"力挽狂澜"的作用。同样,对于急性发作和脱发面积较大的中、重度成人斑秃患者,也可酌情系统使用激素类药物。

口服激素类药物时,一般采用中小剂量。比如泼尼松每日用量小于或等于 0.5 毫克 / 千克,通常 1 ~ 2 个月起效。在毛发长出后,按初始剂量维持 2 ~ 4 周,然后逐渐减药至停用。也可肌内注射长效激素(如复方倍他米松等),3 ~ 4 周 1 次,每次 1 毫升。根据病情连续注射 3 ~ 4 个月,多数患者可取得良好疗效。

 激素治疗斑秃需注意哪些问题?

在斑秃的治疗过程中,激素类药物绝对是一个主角。对于重症斑秃,激素类药物有时可能会发挥类似"中流砥柱"的作用。

斑秃患者，系统使用激素常可在短期内获得疗效。需要注意的是，减量过快或者停药过早，复发率会比较高，因此应缓慢减药。

有时，小剂量激素需维持数月，若病情需要，则可在密切随访下适当延长疗程。在治疗时，应注意监测药物的不良反应，并根据情况及时调整。若系统使用激素 3 ～ 6 个月后无明显疗效，则应停止使用。

对于儿童斑秃患者，应根据病情，谨慎使用激素类药物。

 环孢素治疗斑秃效果怎样?

> 黄蓉从医学院毕业之后，回到县医院工作。几天前，她通过微信给在母校工作的洪老师留言，询问治疗斑秃能不能用环孢素。

洪老师介绍道，环孢素是一种免疫抑制剂，此药能够抑制 T 淋巴细胞和 γ 干扰素的产生。有学者研究发现，环孢素单用或者与糖皮质激素联合用药治疗斑秃，均具有较好的疗效。

洪老师提醒黄蓉，由于不良反应和复发率问题，环孢素不能作为治疗斑秃的首选药物。应用环孢素时，可能会出现肾功能损害、免疫能力下降、高血压和体毛增多等副作用。因此，对于这种药物，要慎重使用。

 柳氮磺吡啶能治疗斑秃吗?

柳氮磺吡啶是一种免疫抑制药物。有学者研究发现，此药能够抑制 T 淋巴细胞增殖，降低自然杀伤细胞活性，同时对一些细胞因子和炎症介质，如单核 / 巨噬细胞因子、肿瘤坏死因子、γ 干扰素、白介素 -1 等，具有明显的打压作用，对斑秃有一定的治疗效果。

甲氨蝶呤治疗斑秃效果好吗?

> 老黄在平顶山的一家公司做老总,工作很忙,多年没有见面。那天,他突然打电话给王主任,说得了斑秃,到当地医院就诊,医生推荐使用甲氨蝶呤。他问:甲氨蝶呤是怎样一种药物?能治斑秃吗?

甲氨蝶呤是一种抗肿瘤药物,用来治疗血液病、银屑病等,效果很不错。最近,有学者研究发现,采用甲氨蝶呤单独口服,或者与泼尼松联合使用治疗斑秃,也具有较好疗效。

甲氨蝶呤每周15～25毫克单独使用,或者联合泼尼松每日10～20毫克治疗斑秃,毛发完全再生率分别为57%和63%。

通常在用药3个月之后见效。复发率为80%,大约有21%的患者会出现不良反应,包括短暂的转氨酶升高、持续恶心、淋巴细胞减少等。

最后,王主任提醒老黄,如果他的病情比较严重,可以试试这种药物。

 硫唑嘌呤治疗斑秃效果如何?

硫唑嘌呤是一种免疫抑制药物,主要用于治疗自身免疫性疾病。近年来,皮肤科医师采用硫唑嘌呤治疗斑秃,也取得了一定效果。

硫唑嘌呤的不良反应主要有胃肠道症状、轻度白细胞减少及转氨酶升高等,需要提高警惕。

 为什么锌制剂能治疗斑秃?

众所周知,锌元素是人体新陈代谢过程的重要参与者。特别是在维持上皮组织的正常修复、成纤维细胞的增生、上皮形成和胶原合成方面,锌元素发挥着很关键的作用。

锌元素也可以用于斑秃的辅助治疗。具体方法：硫酸锌，每次 0.1～0.2 克，每日 2～3 次，12 周为 1 疗程；葡萄糖酸锌，每次 25 毫克，每日 2 次，饭后服用，3 周为 1 疗程，疗程间停药 1 周；甘草锌胶囊，每次 0.5 克，每日 3 次，40 日为 1 疗程。

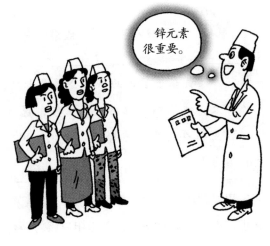

他汀类药物能治疗斑秃吗？

目前的医药领域内，他汀类药物具有很高的知名度，被称为心血管疾病的克星。

他汀类药物，包括阿托伐他汀、普伐他汀、辛伐他汀、依折麦布等，主要用于降低血脂、治疗心血管疾病。最近有学者研究发现，此类药物还具有较强的抗炎及免疫调节作用。他们采用辛伐他汀每日 40 毫克，联合依折麦布每日 10 毫克，治疗斑秃。结果显示，持续治疗 24 周之后，有 74% 的患者有新发生成。

研究证实，他汀类药物，对于斑秃具有较好的疗效，可以作为斑秃治疗的一种选择。

10 为什么他汀类药物能治疗斑秃？

有研究发现，辛伐他汀作为一种他汀类药物，除了能够降低血脂，治疗心血管疾病之外，还具有免疫调节和免疫抑制作用，而斑秃发病和免疫反应密切相关，因此就尝试用其治疗斑秃，并且取得了一定的疗效。

他汀类药物主要通过两种途径影响免疫反应过程。其一是通过抑制内源胆固醇合成过程中羟甲基戊二酰辅酶 A 还原酶的活性降低甲羟戊酸的生物合成，进而降低异戊二烯化中间产物水平，从而影响免疫细胞活化、增殖、信号转导等。其二是与淋巴细胞功能相关抗原 1 结合并阻断其功能，在淋巴细胞功能相关抗原1淋巴细胞的再循环、T细胞活化和免疫细胞的迁移过程中起重要作用。

 为什么阿巴西普能治疗斑秃？

阿巴西普，是一种知名度很高的生物制剂，曾被用于治疗类风湿关节炎、银屑病等疾病。

近年来，部分专家用阿巴西普治疗斑秃，也取得了一定效果。

阿巴西普主要由两种成分构成，一种成分是细胞毒性T淋巴细胞相关抗原，另一种成分为此抗原的抗体融合蛋白。

研究发现，阿巴西普可以和某些免疫细胞上的特定抗原物质结合，阻止T淋巴细胞的激活，并降低血清中关键炎症因子（如 γ 干扰素、白介素-2）的水平，从而实现对一些非期待免疫反应的调控和打压。

因此，阿巴西普在斑秃的治疗领域具有一定的发挥空间。

 γ 干扰素抗体治疗斑秃效果好吗？

> 最近黄大夫阅读期刊，有文章提到， γ 干扰素抗体能够治疗斑秃。于是黄大夫就打电话给知名免疫学专家姬教授，请教他一些关于 γ 干扰素抗体的事情。

姬教授介绍说， γ 干扰素抗体是一种新型生物制剂。此物是某些关键炎症因子（如人类白细胞抗原、细胞间黏附分子等）的强效诱导剂，它可以阻断 γ 干扰素的作用，减少人类白细胞抗原的表达以及免疫细胞的聚集，进而干扰斑秃的发病进程。

随后，他通过微信发来一份资料。资料介绍，曾有学者应用 γ 干扰素抗体治疗斑秃。结果显示，9例急性斑秃患者中，有8例在治疗3日后脱发即被控制。治疗4～6个月后，出现部分或完全头发再生。在5例全秃患者中，有3例显示毛发再生，2例仅有绒毛出现，未见明显的不良反应。

非索非那定治疗斑秃效果如何?

非索非那定是一种新型抗组胺药物,被用于治疗荨麻疹、药疹等,取得了较好的疗效。

最近,有医生采用非索非那定联合局部免疫疗法治疗重症斑秃。结果发现,非索非那定能够显著提高斑秃的治疗效果。

有多项研究证实,在毛囊部位存在着一种名为"免疫赦免"的现象。免疫赦免可以保护毛囊及毛干细胞,使之免受"异常免疫反应"的攻击和毁损,维持毛发的正常生长。一旦这种赦免功能丧失,则会导致包括斑秃在内的多种毛发疾病。

据推测,非索非那定可能是通过稳定肥大细胞膜,抑制肥大细胞脱颗粒和组胺的释放,促进了毛囊的免疫赦免功能恢复,从而对斑秃发挥治疗作用。

 富血小板血浆能治疗斑秃吗?

富血小板血浆,是指富含高度浓缩血小板的血浆,其血小板浓度通常为全血血小板浓度的 3 ~ 5 倍。

曾经有学者报道称,他们分别采用富血小板血浆和曲安奈德来治疗斑秃。结果显示,富血小板血浆治疗斑秃,患者头发的完全再生率,明显高于曲安奈德。

研究发现,血小板被活化之后,可以通过释放多种生长因子(如胰岛素样生长因子、成纤维细胞生长因子等),促进微小血管生成,加速细胞的增殖和分化。

具体来讲,这些由血小板产生的活性物质,可以直接刺激毛囊组织中的真皮乳头,激活生长因子信号通路,促进毛发由休止期向生长期转化,并能够延长毛发的生长期。

因此,如果条件允许的话,可以采用富血小板血浆来治疗斑秃。

雄激素性秃发该如何治疗?

雄激素性秃发，是一种病因复杂、病程漫长的疾病。它对患者的仪容仪表及生活品质可造成很大伤害，因此一旦发现苗头，就应当及时进行干预。

若患了雄激素性秃发，可采取以下治疗措施：①服用维生素 B₂，每次 10 毫克，每日 3 次；维生素 B₆，每次 20 毫克，每日 3 次；或复合维生素 B，每次 2 片，每日 3 次。同时可口服胱氨酸，每次 50 毫克，每日 3 次。瘙痒明显者可服用氯苯那敏，每次 4 毫克，每日 3 次。②对于急性广泛性病变者，可服用泼尼松，每次 10 毫克，每日 3 次，连用 5 ～ 7 日。如果有继发感染，可加用抗生素。③也可以选水杨酸 3 克，间苯二酚 3 克，薄荷脑 0.25 克，稀酒精（乙醇）加到 100 毫升外用。或者薄荷脑 0.5 克，苯酚 2 克，煤焦油 5 毫升，间苯二酚 3 克，稀酒精加到 100 毫升外用。

 为什么非那雄胺能治疗雄激素性秃发?

在皮肤科门诊，医学院学生苏琪问带教的潘老师：为什么要用非那雄胺治疗雄激素性秃发？

潘老师介绍说，非那雄胺是目前国际上公认的一种治疗雄激素性秃发的药物。

非那雄胺是一种人工合成的类胆固醇物质。这种药物可以特异性地抑制 Ⅱ 型 5α- 还原酶，阻断外周睾酮转变为双氢睾酮，从而使外周血清和靶组织中双氢睾酮水平下降。

潘老师还说，有资料证实，每日应用非那雄胺 1 毫克或 5 毫克，连续服用 42 日，头皮中的双氢睾酮水平，可分别下降 71.4% 和 72.2%。有学者还发现，最低剂量的非那雄胺每日 0.2 毫克，就能降低头皮和血清中双氢睾酮水平。

最后，潘老师告诉苏琪，非那雄胺可以用来治疗雄激素性秃发，并且效果还比较好。

 非那雄胺对男性雄激素性秃发治疗效果如何？

非那雄胺是一种抗雄激素药物，最近已被广泛用于治疗男性雄激素性秃发。

有研究发现，非那雄胺可抑制Ⅱ型5α-还原酶，从而阻挠睾酮转化为双氢睾酮，降低血液循环和头皮组织中的双氢睾酮浓度，促使萎缩的毛囊恢复生长。

曾经有皮肤科医生采用非那雄胺治疗雄激素性秃发。其具体用法如下：每日口服1毫克。通常服药3个月头发脱落减少，6～9个月头发开始生长。连续服用1～2年就可达到较好的疗效。

 非那雄胺治疗女性雄激素性秃发效果好吗？

过去很长一段时间，非那雄胺仅仅被推荐用于男性雄激素性秃发。但近年来这种情况已经发生改变。

有报道说，他们采用非那雄胺每日5毫克口服，治疗非绝经期女性雄激素性秃发，结果有效率达到68%。

另外有国外学者采用非那雄胺每日5毫克口服，治疗绝经期后雄激素性秃发40例，总疗程18个月。结果显示，22例患者病情明显改善，12例患者轻度改善，6例无反应。不良反应方面有1例转氨酶升高，4例性欲下降。

 非那雄胺有哪些不良反应？

临床观察发现，非那雄胺治疗雄激素性秃发，具有较好的效果。但是非那雄胺可能出现的副作用，也受到了部分专家的关注。

常见的不良反应包括性欲减退、勃起功能障碍、射精量减少等。

另外，由于药物对男性胎儿的潜在作用，非那雄胺不建议用于年轻女性。

20 度他雄胺是怎样一种药物？

一天，硕士研究生燕青在学院阅览室读到一篇报道，说是采用度他雄胺治疗前列腺增生，效果较好。于是，他联想到抗雄激素药物非那雄胺。度他雄胺和非那雄胺有啥关系？度他雄胺能用来治雄激素性秃发吗？带着这些疑问，他找到了导师吴勇教授。

吴教授介绍说，度他雄胺和非那雄胺系出同门，属于一种5α-还原酶抑制剂。不过，与非那雄胺不同的是，度他雄胺可以同时阻断5α-还原酶的两个同工酶（Ⅰ型和Ⅱ型）。

研究发现，度他雄胺阻断Ⅱ型5α-还原酶的强度，是非那雄胺的3倍，而它抑制Ⅰ型5α-还原酶的强度则是非那雄胺的100倍。用药之后，度他雄胺可使血清中双氢睾酮水平降低90%，而非那雄胺仅为70%。

吴教授还指出，近年来，度他雄胺主要用于治疗良性前列腺增生，效果不错。

不过，已有学者使用这种药物治疗雄激素性秃发，而且取得了较好的效果。此药的最佳治疗剂量是每日2.5毫克。

21 对付慢性休止期脱发有什么手段？

慢性休止期脱发，是一种很常见的脱发类型。根据临床观察，此病通常不需要治疗，多数患者可自行恢复。如果患者急于控制症状，也可以尝试口服醋酸环丙孕酮或螺内酯，同时外用5%米诺地尔制剂。

曾有学者报道说，外用5%米诺地尔制剂治疗慢性休止期脱发，有效率可达到70%。

处于绝经期的慢性休止期脱发患者，可以外用5%米诺地尔制剂，并在月经周期第5～15日时，口服醋酸环丙孕酮。同时服用炔雌醇，每日0.035毫克。也可选择螺内酯，每日50～100毫克口服。

22 前额纤维化性脱发如何治疗?

前额纤维化性脱发,是一种病因不明的疾病。目前,对于此病尚缺乏有效的治疗手段。

有学者研究发现,部分患者口服非那雄胺每日 1 毫克,可阻止该疾病的进展,提示雄激素可能在前额纤维化性脱发的发病中起一定作用。

不过,外用 5% 米诺地尔制剂或糖皮质激素制剂,或者糖皮质激素局部肌内注射,对于前额纤维化性脱发,均无明显效果。

局部疗法

药物，是医生治病的主要载体和工具，可以通过多种途径进入人体，如口服、注射、灌注、点眼、滴鼻、漱口、含化、喷雾、吸入、外用、药熏等。上述方法，除了口服和注射之外，其他都属于局部疗法范畴。

脱发病因复杂，病程漫长，需要整合多种方法、多种力量，集中优势，长期作战，才有可能"完胜敌人"。在此过程当中，药物的局部疗法扮演着重要角色。

 米诺地尔治疗斑秃效果怎样？

毋庸置疑，在脱发外用制剂这个"江湖"上，米诺地尔处于"龙头老大"的位置。它对于斑秃的疗效，也已经被众多专家学者所认可。

曾有医生采用米诺地尔封包（对照组用凡士林）治疗重症斑秃。结果显示，治疗组毛发再生率 63.6%，对照组 35.7%。治疗组有 27.3% 的患者，其毛发再生达到了美容的效果。

关于米诺地尔剂量和疗效相关性研究显示，1% 和 5% 米诺地尔制剂局部外用治疗重症斑秃患者，有效率分别为 38% 和 81%。

 地蒽酚治疗斑秃效果好吗？

地蒽酚目前主要用于治疗银屑病，特别是对斑块型银屑病效果较好。

最近，有医生采用 1.0% 地蒽酚制剂，外用治疗重症斑秃 68 例，其中，达到美容效果的占 25%。

1.0% 地蒽酚制剂，可以采取短时接触的方法治疗斑秃。将药物涂抹于皮损处 15～20 分钟，随后洗去涂沫的药剂。涂抹的时间逐渐增加，一般每周增加 5 分钟，直至 1 小时，或出现轻度皮炎为止。然后维持治疗 3 个月。

地蒽酚的不良反应包括刺激性接触性皮炎、毛囊炎、局部淋巴结肿大等。另外患者应注意避免日晒，避免眼睛接触此药物。

 激素外用治疗斑秃效果怎样?

糖皮质激素外用，是治疗轻、中度斑秃的重要手段。

常用制剂包括卤米松、糠酸莫米松及丙酸氯倍他索等，剂型以搽剂为主，也可选用乳膏、凝胶剂、泡沫剂，用于脱发部位，每日 1～2 次。

重症患者可采用强效糖皮质激素封包治疗。如果治疗 3～4 个月仍未见疗效，则需调换其他方案。

外用激素的不良反应，包括皮肤萎缩变薄、毛细血管扩张、毛囊炎及色素减退等，停药后大部分可缓解。

 何谓局部免疫疗法?

> 一天，黄药石教授在皮肤科坐门诊时，进修医师小郭问：有资料介绍，可以用局部免疫疗法治疗斑秃，什么是局部免疫疗法呢?

黄教授介绍说，局部免疫疗法是指应用特殊致敏物质，使局部发生炎症反应，从而达到治病目标的一种方法。

斑秃是一种免疫相关性疾病，因此可以采用局部免疫疗法来治疗此病。

常用致敏剂有二苯基环苯环丙烯酮、斯夸酸二丁酯和二苯基环丙烯酮等。可能的作用机制是，二苯基环丙烯酮涂抹皮损局部，可以开启抗原竞争、毛囊周围淋巴细胞凋亡、白介素 -10 分泌等过程，从而发挥治疗作用。

最后，黄教授补充道，由于二苯基环苯环丙烯酮在丙酮中性质稳定，价格适中，故应用最多。

5 局部免疫疗法治疗斑秃效果好吗?

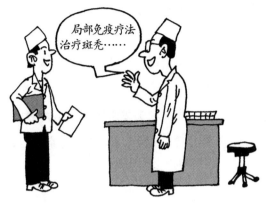

曾经有学者采用二苯基环苯环丙烯酮治疗斑秃。结果显示,全秃、普秃的患者,毛发再生达到美容效果者占17.4%;脱发面积为75%～90%的斑秃患者,毛发再生达到美容效果者占88.1%;脱发面积为25%～49%的斑秃患者,毛发再生达到美容效果者占90%。通常治疗3个月左右开始显效。

据临床观察,在使用局部免疫疗法治疗后2.5年内,可有62.6%的患者再次出现脱发症状。

6 怎样采用局部免疫疗法治疗斑秃?

局部免疫疗法是治疗斑秃的一种有效手段。

具体方法:用棉签蘸取2%二苯基环苯环丙烯酮制剂,环形涂抹于斑秃皮损处,直径4厘米,以使患者致敏。2周后用0.001%二苯基环苯环丙烯酮制剂涂抹于同侧半边头皮。药物浓度每周逐渐增加,直到出现轻度的皮炎为止。其标准是在涂抹二苯基环苯环丙烯酮后24～36小时,局部出现轻度的红斑和瘙痒。

一旦确定了治疗浓度,就可每周1次维持治疗。二苯基环苯环丙烯酮涂抹后需要保持48小时,然后用水洗去。

治疗期间,患者应该避免日光照射皮损部位。在一侧皮损出现毛发再生之后,才可以两侧同时治疗。若治疗6个月无效,建议选择其他方法。

二苯基环苯环丙烯酮对光很敏感,因此要用棕色的玻璃瓶进行储存,避免紫外线照射。

局部免疫疗法有什么不良反应?

局部免疫疗法治疗斑秃,效果较好。但也可能出现一些不良反应,应该提高警惕。

比如,在皮损局部出现小水疱或大水疱。如出现上述情况,患者应立刻洗去致敏剂,并尽快涂抹上糖皮质激素制剂。

其他不良反应有颈部和枕部淋巴结肿大、面部和头皮水肿、接触性荨麻疹、流感样症状、多形红斑样反应,以及色素异常(包括色素沉着、色素减退、皮肤异色)等。

 他克莫司能治疗斑秃吗?

他克莫司具有糖皮质激素一样的作用,而无相应的副作用。近年来,他克莫司被用来治疗斑秃,取得了一定效果。

研究表明,他克莫司能够强力打压自然杀伤细胞和 T 细胞,降低人类白细胞抗原活性,保护毛囊免受异常免疫反应的伤害,甚至恢复免疫赦免。此外,他克莫司还可促进毛囊提前进入生长期,推迟其发展至退行期。

他克莫司可促进药物分子快速渗透,并在受累毛囊内堆积,在斑秃局部治疗方面具有较大的应用潜力。

 贝美前列腺素能治疗斑秃吗?

> 徐铮财院本科毕业之后,又读了研究生。一天他发来微信,说最近因学习紧张,头上长了一处斑秃。听人介绍贝美前列腺素能治斑秃,问王主任是否靠谱?

贝美前列腺素,是近几年推出的一种新型药物。

有专家研究发现,贝美前列腺素可以促进头皮毛囊生长,延长毛囊的生长期。据推测,其原因可能是,此药能够刺激毛囊组织中的前列腺素受体,启动细胞内部信号系统传递,激发毛囊内某些活性物质的基因表达,进而为毛囊角质形成细胞和黑素细胞的生存发展提供新的动力。

最后，王主任给徐铮留言，如果有条件的话，他可以试试贝美前列腺素，此药治疗斑秃，有可能取得较好效果。

10 贝美前列腺素治疗斑秃效果怎样?

贝美前列腺素近年来被用于治疗斑秃，取得了较好疗效。

曾有人进行了一项临床试验，分别采用糠酸莫米松、贝美前列腺素治疗斑秃。具体方法：治疗组采用 0.03% 贝美前列腺素制剂外用，每日 2 次；对照组采用 0.1% 糠酸莫米松制剂外用，每日 1 次。

结果显示，治疗 3 个月后，治疗组有效率为 83.3%，对照组有效率为 56.7%，二组均未发现任何不良反应。研究证实，贝美前列腺素可有效治疗斑秃，且安全性较高。

11 为什么米诺地尔能治疗脱发?

米诺地尔，是一种治疗高血压病的药物。

后来医务人员发现，应用此药可促使患者的毛发生长，于是就有人尝试用其治疗脱发性疾病。

研究表明，米诺地尔可以阻止钙离子进入细胞。正常情况下，钙离子能够强化表皮细胞生长因子的作用，从而抑制毛发生长。米诺地尔在体内转化为硫酸米诺地尔，而后者是钾通道的激动剂，能促进钾离子进入细胞，因此就抑制了钙离子进入细胞，进而减少其对表皮细胞生长因子的影响，间接地促进了毛发的再生。

因此，米诺地尔可以用来治疗雄激素性秃发及其他脱发性疾病。

12 怎样用米诺地尔治疗脱发?

米诺地尔是治疗脱发性疾病的一种有效药物。采用米诺地尔局部外用治疗雄激素性秃发，具有较好效果。

具体方法：5% 米诺地尔制剂每日 2 次，每次 1 毫升（25 滴）。制剂必须直接滴在干燥的头皮上，然后用手指轻轻向四周涂抹。无论脱发面积大小，每日用量都不得超过 2 毫升。

最好的办法是将头皮脱发区划分为 5 个区域，每个区域滴 5 滴。

 米诺地尔对脱发疗效怎样？

一项双盲安慰剂对照试验显示，男性雄激素性秃发患者，采用 2% 和 5% 米诺地尔制剂治疗后，头发称重检测结果明显优于对照组。5% 米诺地尔制剂的疗效与治疗前相比提高了 35%，而用 2% 米诺地尔制剂只提高了 25%。

米诺地尔，连续应用 2 年，可以控制脱发不再进展，而对照组头发称重检查显示，平均每年减少 6%。

 米诺地尔可促进毛发再生吗？

雄激素性秃发，主要表现为前额和头顶部的头发变细。这两种情况都可以用米诺地尔来进行治疗。

局部应用米诺地尔治疗后，毛发密度增加，主要是微型化的毛发恢复到正常的终毛，而不是长出新的毛发。毛发增加主要见于治疗的前 4 个月。经过毛发恢复的初始阶段，脱发量逐渐趋于稳定。

另外需注意，采用米诺地尔治疗雄激素性秃发，要有足够的耐心。米诺地尔应该连续使用 1 年，然后再评价它的疗效。

 米诺地尔外用有什么不良反应？

在脱发病治疗领域，米诺地尔是一个当之无愧的主角。米诺地尔局部应用治疗多种脱发病，耐受性好，不良反应也比较少。

不良反应主要包括：

（1）刺激反应：又称刺激性接触性皮炎，很可能是由赋形剂中的丙二醇所致。米诺地尔不可与黏膜直接接触，尤其是眼部，否则会引起烧灼感和刺激反应。

（2）多毛：面部多毛发生率为 3% ～ 5%。可能是因为局部吸收后在全身发挥作用，或是该药污染到多毛的部位。通常在停药之后，多毛症状会逐步缓解。

（3）其他：米诺地尔不能用于孕妇或哺乳期女性。另外，对于有心血管疾病的患者也要谨慎使用。

16 维A酸能治疗雄激素性秃发吗?

维A酸类药物，其本质上属于维生素A的衍生物，是近年来风头正劲的一类药物。维A酸用于治疗银屑病、痤疮、掌跖脓疱病等，已经取得了很好的效果。

维A酸的作用机制，主要是调节表皮角质形成细胞的生长和分化过程。同时可以促进小血管生成，并通过影响细胞膜的脂质组成和流动性，而影响外界物质和药物的经皮吸收。

最近，医务人员采用维A酸局部治疗雄激素性秃发，取得了一定效果。

对于雄激素性秃发，维A酸主要是通过刺激中间型发的生长而发挥治疗作用。维A酸如果与米诺地尔联合应用，则可望获得更好的毛发再生效果。

17 非那雄胺外治雄激素性秃发效果怎样?

非那雄胺是治疗雄激素性秃发的一种有效药物，通常的给药方法是口服。

非那雄胺是一种 II 型 5α - 还原酶抑制剂，它可以特异性地抑制毛囊中的 II 型 5α - 还原酶，从而减少双氢睾酮的生成。

有国外学者报道称，将非那雄胺配制成 1% 的凝胶外用，并与非那雄胺每日 1 毫克口服的疗效进行对比。结果发现，1% 非那雄胺凝胶外用的疗效与口服非那雄胺每日 1 毫克的疗效，二者在脱发面积、终毛计数及毛发密度方面，改善情况相当，并无明显的差异。

因此，非那雄胺局部用药治疗雄激素性秃发，也是可行的。

18 酮康唑能治疗雄激素性秃发吗?

酮康唑是一种口服抗真菌药物。这种药物，在 20 世纪 90 年代刚被推出的时候，主要用于治疗灰指甲，疗效确切，一时风光无两。后来，因为新秀辈出，逐渐沦落为前浪。

之后，酮康唑被用于治疗脂溢性皮炎，控制头皮脱屑，效果很好。主要原因是此药可以有效减少在皮肤表面"定居"的马拉色菌，从而发挥抗炎症作用。

研究发现，酮康唑有抑制双氢睾酮的作用，特别是在与非那雄胺联合应用时更为明显。因此，对于同时存在脂溢性皮炎者的雄激素性秃发患者，可以应用含有酮康唑的洗发剂。

19 咖啡因治疗雄激素性秃发效果如何？

咖啡因是一种中枢神经兴奋剂，我们平常喜欢饮用的咖啡、茶，以及某些能量饮料中都含有这种物质。

有研究表明，咖啡因在体外实验中可以促进毛发生长，故可将其用于治疗雄激素性秃发。

有人采用含有咖啡因的洗发水治疗男性雄激素性秃发患者 30 例，疗程 6 个月。结果发现，患者自我评估和皮肤科医师的评估都显示，脱发明显减少。同时，拉发试验显示，头发的抗拉力明显增加。

使用含有咖啡因成分的洗发水 3 个月，患者拉发试验脱发量可减少 7.17%，使用 6 个月则可减少 13.45%。

20 为什么褪黑激素能治疗雄激素性秃发？

我们人类的大脑中，存在着一种名为松果体的组织结构。松果体及其周围神经组织，能够产生一种特殊的活性物质，即为褪黑激素。褪黑激素这种物质能够促使黑素颗粒聚集在细胞核的周围，从而减少黑色素的生成。

最近，有学者采用褪黑激素治疗雄激素性秃发，取得了一定疗效。研究发现，褪黑激素主要是通过抗自由基作用，来减少对脱氧核糖核酸的损伤，后者则可能会触发相应生长期毛囊的凋亡。

另外，毛囊内产生的褪黑激素，对脑垂体催乳刺激素的合成可能有调节作用。人类毛囊上的催乳刺激素受体受到刺激后，可诱导毛囊进入退行期。

 褪黑激素治疗雄激素性秃发效果如何?

褪黑激素，是一种由大脑中松果体所产生的活性物质。此物主要对人体内的黑色素代谢发挥调节作用。已有研究证实，褪黑激素对于雄激素性秃发有一定的治疗效果。

为什么米诺地尔能治疗休止期脱发?

休止期脱发，是一种很常见的脱发类型。妇女产后，或者应用抗肿瘤药物，都有可能引起休止期脱发。

最新的研究证实，采用米诺地尔外用治疗休止期脱发，具有一定效果。据分析，米诺地尔可能是通过"唤醒"处于休止期的毛囊，使其进入生长期，从而遏制头发脱落的势头，开启女性头发生长的"新境界"。

中医疗法

祖国医学博大精深，源远流长，千百年来，在保障人民健康、维护民族繁衍方面，发挥了重要作用。

脱发早已被历代中医所认识，并进行了深入的研究。医生采用中医辨证的方法治疗脱发具有较好的疗效。

 古代医家如何认识脱发？

毛发的生成、生长、脱落，是一种很自然、很常见的新陈代谢过程。同时，也可能是一个病理性过程。

中医认为，毛发的生长代谢，与脏腑、气血津液、经络有着不可分割的关系。《黄帝内经》从头发自然生长的角度介绍了毛发的生长规律，认为："女子七岁，肾气盛，齿更发长……五七，阳明脉衰，面始焦，发始堕。丈夫八岁，肾气实，发长齿更……五八，肾气衰，发堕齿槁。"

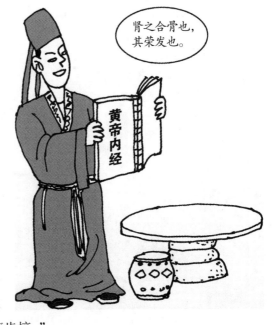

此外，《黄帝内经》还记录道："肾之合骨也，其荣发也。"由此可见，五脏之中，肾脏的功能尤为重要，肾精盛衰可以影响毛发形态。

古代医家对于脱发的认识是一个由虚到实的过程，开始大多认为是肾虚、气血不足导致，宋金元以后，"风、热、瘀"等实证思想认识占据主流。金元时期张从正在《儒门事亲》一书中首次提出了"血热致发落"的观点。清代王清任在《医林改错》一书则提出了"血瘀致病论"的看法。

 中医学如何认识斑秃？

中医学博大精深，源远流长。早在 2000 多年前，斑秃这种病就进入了我国医学前辈的视野。

一般在中医学上，斑秃被称为油风。中医认为，油风的发生，多是由于过食辛辣油腻食物，或情志抑郁化火，损阴耗血，血热生风，风热上窜巅顶，毛发失于阴血濡养而突然脱落。或是由于跌仆损伤，瘀血阻络，血不畅达，清窍失养，而导致发脱不生。此外，患者病情缠绵多年，导致气血两虚，肝肾不足，精不化血，血不养发，肌腠失润，发无生长之源，毛根空虚，也可以引起毛发成片脱落。

 根据中医辨证，斑秃可分哪些类型？

目前，关于斑秃的中医辨证分型有多种观点。其中比较公认的看法是分为四种类型：

（1）血热风燥证：表现为突然发生的片状脱发，偶有头皮瘙痒，或伴头部烘热，心烦易怒，急躁不安，苔薄，脉弦。

（2）气滞血瘀证：发病时间较长，头发脱落前先有头痛或胸胁疼痛等症，伴夜间多梦，烦热难眠，舌有瘀点、瘀斑，脉沉细。

（3）气血两虚证：多在病后或产后发病，头发呈斑块状脱落，并呈渐进性加重，范围由小而大，毛发稀疏枯槁，触摸易脱，伴唇白，心悸，气短懒言，倦怠乏力，舌淡，脉细弱。

（4）肝肾不足证：患者病程日久，平素头发焦黄或花白，发病时呈大片均匀脱落，甚至出现全身毛发脱落，伴头昏，耳鸣，目眩，腰膝酸软，舌淡、苔薄，脉细。

中医如何对斑秃进行辨证施治?

根据中医辨证,斑秃可以分为四种类型。不一样的类型,需选择不同的治疗方案:

(1)血热风燥证:以凉血熄风、养阴护发为治疗原则,方选清热地黄汤加减。方用:生地黄30克,牡丹皮12克,玄参10克,侧柏叶10克,鲜桑叶10克,知母10克,蔓荆子10克,当归10克,桑椹子10克,白鲜皮15克。1日1剂,水煎分早、晚2次服。

(2)气滞血瘀证:以通窍活血为治疗原则,方选通窍活血汤加减。方用:当归尾15克,赤芍10克,川芎6克,桃仁10克,红花10克,生侧柏叶12克,白芷10克,老葱3段,生姜3片,大枣7枚。1日1剂,水煎分早、晚2次服。

(3)气血两虚证:以益气补血为治疗原则,方选八珍汤加减。方用:党参10克,炒白术10克,茯苓10克,生地黄12克,炙黄芪10克,当归10克,白芍10克,五味子8克,肉桂3克,陈皮10克,远志10克,生姜5片,大枣7枚,炙甘草8克。1日1剂,水煎分早、晚2次服。

(4)肝肾不足证:以滋补肝肾为治疗原则,方选七宝美髯丹加减。方用:制何首乌15克,熟地黄12克,山药12克,枸杞子12克,杜仲12克,胡桃肉12克,黄精12克,菟丝子12克,羌活10克,陈皮10克,地骨皮10克。1日1剂,水煎分早、晚2次服。

 斑秃患者可选用哪些中成药?

一些斑秃患者相信中药的疗效,却不喜煎煮中药程序的烦琐。对于这类患者,也可以推荐一些中成药试试。

(1)加味逍遥丸:具有疏肝健脾、理气活血作用,适用于气滞血瘀证患者。

(2)大黄䗪虫丸:具有活血化瘀、理气消肿作用,适用于气滞血瘀证患者。

（3）养血生发胶囊：具有益气养血生发作用，可用于气血两虚证患者。

（4）人参养荣丸：具有健脾益气、养血荣发作用，适用于气血两虚证患者。

（5）七宝美髯丹：具有补益肝肾、养血荣发作用，适用于肝肾不足证患者。

（6）荣发养颜胶囊：具有补益肝肾、养血荣发作用，适用于肝肾不足证患者。

（7）六味地黄丸：具有补益肝肾作用，适用于肝肾不足证患者。

（8）首乌片：具有补益肝肾、养血生发作用，适用于肝肾不足证患者。

 中医学如何认识雄激素性秃发？

雄激素性秃发，是一种很常见的脱发性疾病，在我国已有数千年的历史。

在最早的医学著作《黄帝内经》中，脱发被称为发落、发堕、毛拔，在《难经》一书中被称为毛落。后来《外科全生集》《外科证治全生集》两本医学著作，称雄激素性秃发为发蛀脱发、蛀发癣。

中医认为，雄激素性秃发，其发病多是因为患者素体血热，外感风热，瘀阻毛窍，或者饮食不节，湿热内蕴，上蒸巅顶而发。

 根据中医辨证，雄激素性秃发可分哪些类型？

根据中医辨证，可将雄激素性秃发分为三种类型：

（1）血热风燥证：患者头发干燥，略有焦黄，头顶发稀疏，头皮叠起白屑，伴有瘙痒，头部烘热，咽干口渴，小便短赤，大便干，舌质红、苔黄，脉弦滑。

（2）脾胃湿热证：头发稀疏脱落，伴皮脂溢出，头皮油腻，鳞屑色黄黏腻，口苦口臭，胃纳不佳，烦躁易怒，小便色黄，大便黏滞不爽，舌质红、苔黄腻，脉弦滑。

（3）肝肾阴虚证：禀赋不足，脱发严重，头顶部发稀疏细软，甚者顶部全脱，头皮光亮，伴有头晕目眩，失眠健忘，腰膝酸软，五心烦热，遗精盗汗，舌质红、苔少或花剥,脉细数。

 中医如何对雄激素性秃发进行辨证施治?

根据中医辨证,可将雄激素性秃发分为三种类型,分别采用下列治疗方案:

(1)血热风燥证:以凉血清热、润燥护发为治疗原则,方选凉血消风散加减。方用:生地黄30克,白蒺藜15克,当归12克,苦参10克,杭菊花10克,赤芍12克,牡丹皮12克,桑叶15克,蝉蜕6克,羌活6克,墨旱莲30克,女贞子15克。1日1剂,水煎分早、晚2次服。

(2)脾胃湿热证:以清脾除湿护发为治疗原则,方选茵陈五苓散加减。方用:茵陈15克,苍术、白术各10克,茯苓15克,泽泻15克,白花蛇舌草15克,生薏苡仁30克,白鲜皮15克,何首乌15克,赤石脂15克,山楂10克,生甘草6克。1日1剂,水煎分早、晚2次服。

(3)肝肾阴虚证:以滋补肝肾、养血生发为治疗原则,方选知柏地黄丸加减。方用:知母10克,黄柏10克,生地黄30克,山药15克,山萸肉10克,牡丹皮10克,泽泻10克,当归12克,川芎10克,何首乌15克,墨旱莲15克,枸杞子10克,白蒺藜15克。1日1剂,水煎分早、晚2次服。

 哪些中成药可治疗雄激素性秃发?

雄激素性秃发患者,也可以选用一些中成药,有的效果还不错。比如:

(1)皮肤病血毒丸:具有清热凉血、除湿解毒作用,适用于血热风燥证患者。

(2)当归苦参丸:具有清热凉血、除湿作用,适用于脾胃湿热证患者。

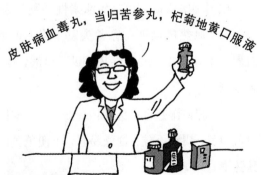

皮肤病血毒丸,当归苦参丸,杞菊地黄口服液

(3)杞菊地黄口服液:具有补益肝肾、祛风养发作用,适用于肝肾阴虚

证患者。

哪些验方可治疗脱发?

脱发是一种很常见的疾病,严重影响患者的形象及生活品质。因此,对于脱发病的治疗,一直是医患双方关注的焦点。多年来,医务人员推出了一些治疗脱发的验方,取得了较好的效果。

(1)神应养真丹:方用菟丝子、羌活各12克,天麻3克,白芍、当归、木瓜、川芎、熟地黄各9克。制丹内服,具有养血祛风润燥的功效。同时用毛姜外擦,效果更好。

(2)首乌生发丸:方用何首乌、熟地黄、黑芝麻、柏子仁各240克,当归、墨旱莲各180克,黑豆150克,蜂蜜1500克。上药共末,炼蜜为丸,每次服15克,1日3次,开水送服。用于各种脱发,尤以急性者为佳。

(3)当归生发汤:方用当归、川芎、香附、柴胡、桃仁、红花各10克,赤芍、白芍、生地黄、熟地黄、生何首乌各15克,夏枯草、生石决明各20克。1日1剂,水煎分早、晚2次服。用于血虚、血瘀型脱发。

(4)玄参方:方用玄参每次30克,1日3次代茶饮。同时用生姜捣汁外用。主治圆形脱发及全秃,注意忌辛辣食物及酒。

(5)生发煎剂:方用川芎、菊花各9克,当归、天麻各15克,熟地黄、莱菔子各20克,羌活、桑椹子各12克,墨旱莲10克。1日1剂,水煎分早、晚2次服。连用6～10剂。

(6)牧野生发方:方用生地黄、当归、杭白芍、何首乌、女贞子各12克,川芎、桃仁、红花、防风、升麻、陈皮各9克,甘草5克。1日1剂,水煎分早、晚2次服。用治斑秃。

(7)双黑豆:方用大黑豆1500克,何首乌、黑芝麻、墨旱莲各500克,上药加水,浸泡7小时,再以文火煎至豆熟无水,不糊为度。将豆子捡出,每日早、晚各空腹食用20～30粒,1～2料即愈。用于青年白发和脱发。

(8)当归天麻丸:方用当归、白芍、何首乌、牡丹皮各30克,川芎、天麻各20克,熟地黄、菟丝子各60克,山药、菊花各40克,蜂蜜适量。研粉,炼蜜为丸，每丸10克。每次1丸，1日2次，温开水送服。主治血虚型脱发。

（9）墨旱莲方：方用何首乌、生地黄、熟地黄各60克，鲜墨旱莲120克，黑豆2000克，料酒少许。将前4味药水煎，3次煎汁合一处。加入黑豆，文火煎煮，待药液全部被黑豆吸收，后注料酒5～6毫升，拌匀储用。1日2～3次，1次30～50粒，开水送下。用于须发早白或脱落、阴虚失眠。

（10）二地方：方用生地黄、熟地黄、蒸何首乌各30克，玄参15克，牡丹皮10克。1日1剂，水煎分早、晚2次服。1周5剂，4剂为1疗程。

（11）全当归方：方用当归25克，侧柏叶250克，蜂蜜适量。将侧柏叶阴干，加当归共研细末，炼蜜为丸，每丸10克。每次1丸，1日2次。用治青年脱发。

（12）归芍斑秃汤：具有养血活血、祛风、滋补肝肾的功效。方用当归、赤芍、白芍、熟地黄、制何首乌、巴戟天、肉苁蓉、熟女贞子、桑椹子各20克，川芎、羌活、荆芥各10克，丹参15克。1日1剂，水煎分早、晚2次服。

（13）生发饮：具有滋补肝肾、养血生精功效，主治斑秃。方用制何首乌、桑椹子、菟丝子、京丹参、黄芪各15克，补骨脂、生地黄、党参各12克，酒川芎3克，黑芝麻24克，当归9克，水煎服。气虚加四君子汤，重用党参、黄芪；血虚加鸡血藤，重用当归；气血两虚加白芍、白术、茯苓、炙甘草、黄精；失眠加炙酸枣仁、柏子仁、远志；血虚风燥加胡麻仁、天花粉、麦冬、羌活、杭菊花；阴液亏损加玄参、生地黄、沙参、麦冬、玉竹；肝气郁结加柴胡、白芍、枳壳、香附；湿热内蕴加金银花、野菊花、蒲公英、紫花地丁。

（14）六味生发饮：有养血滋阴、补肝肾的作用。方用生地黄、熟地黄、侧柏叶各15克，当归、黑芝麻各20克，何首乌25克，1日1剂，水煎分早、晚2次服。风盛血燥去熟地黄，重用生地黄，加牡丹皮、蝉蜕、川芎各10克，蛇床子15克，苦参、白鲜皮各20克；肝肾不足加枸杞子、菟丝子各20克；气滞血瘀加红花、桃仁、川芎各10克，赤芍15克，鸡血藤20克；皮肤瘙痒加苦参9克，白鲜皮、地肤子各12克。

（15）白术泽泻方：方用炒白术、猪苓、萆薢、白鲜皮各15克，泽泻、车前子（另包）、川芎、桑椹子各9克，赤石脂、生地黄、熟地黄、首乌藤各12克，1日1剂，水煎分早、晚2次服。

（16）斑秃汤：方用制何首乌 50 克，天麻 12 克，钩藤、黄精、山药各 30 克，木瓜、桃仁、山萸肉各 10 克，羌活、女贞子、覆盆子、栀子、地肤子各 15 克，大枣 10 枚。1 日 1 剂，水煎分早、晚 2 次服。

（17）普秃方：方用牡丹皮、何首乌、木瓜各 30 克，生地黄、柴胡各 10 克，白芍、白术、焦三仙各 18 克，甘草、薄荷各 6 克，栀子、黄连、茯苓、菟丝子、当归各 12 克，枸杞子 15 克。1 日 1 剂，水煎分早、晚 2 次服。

（18）治脱二方：①一方，主治油性（脾胃湿热型）脱发。方用炒白术、茯苓、山楂、生地黄、何首乌、女贞子、墨旱莲、白鲜皮各 13 克，生薏苡仁 30 克，泽泻、木瓜、连翘各 9 克，1 日 1 剂，水煎分早、晚 2 次服。②二方，主治干性（肾虚血燥型）脱发。方用生地黄 15 克，熟地黄 15 克，何首乌、桑椹子、枸杞子、丹参、天冬、麦冬、菟丝子各 12 克，当归、白芍、羌活、柏子仁各 9 克。1 日 1 剂，水煎分早、晚 2 次服。

（19）滋发汤：方用羌活、白蒺藜、生地黄、白鲜皮、地肤子、野菊花、黑芝麻、何首乌各 15 克，牡丹皮、赤芍、白芍各 12 克。1 日 1 剂，水煎分早、晚 2 次服。便秘加柏子仁 15 克；失眠加炒酸枣仁 25 克；头晕加枸杞子 12 克。主治雄激素性秃发。忌烟酒、辛辣及油腻之品。

（20）常青糖浆：方用何首乌 20 克，葛根 12 克，生地黄、蝉蜕、辛夷花、当归、淫羊藿、紫草、菟丝子各 10 克。上药制糖浆 500 毫升，1 日 3 次，每次 50 毫升，内服。

（21）治脱方：方用何首乌 20 克，川芎 8 克，核桃 30 克，丹参、墨旱莲各 12 克，女贞子、生地黄、白芍各 15 克。1 日 1 剂，水煎分早、晚 2 次服。

（22）黄精生发汤：方用当归、黄精各 15 克，大胡麻、胡桃肉、何首乌各 20 克，冬虫夏草 10 克，1 日 1 剂，水煎分早、晚 2 次服。心肾不交、夜寐多梦者加枸杞子、菟丝子、首乌藤各 15 克；风盛血燥、瘙痒脱屑者加生地黄 15 克，天麻、白蒺藜各 10 克；肺胃积热、毛发油垢者加炒白术、茯苓、泽泻各 10 克；气滞血瘀者加川芎、红花、赤芍、桃仁各 10 克。

（23）生发五方：根据中医辨证，选择相应的方药。①脱发属于心脾两虚证者，用养血归脾汤加减，方用党参 18 克，丹参、酸枣仁、天麻、龙眼肉各9克，白术12克，甘草、五味子各5克，茯神、黄精、当归、桑椹子各15克，1日1剂，随证加减。②属于气血两虚证者，用人参养营汤加减，方用党参、茯苓、当归、熟地黄、桑椹子、黄精各15克，炙附子25克，白术12克，炙甘草6克，白芍、天麻各9克，肉桂1克，1日1剂，随证加减。③属于肾阳虚证者，用七宝美髯丹或右归饮加减，方用附子、枸杞子、肉苁蓉、菟丝子、淫羊藿、天麻、山茱萸、补骨脂各9克，当归15克，熟地黄20克，肉桂、巴戟天、韭菜子各6克，1日1剂，随证加减。④属于肾阴虚证者，用左归饮加减，方用生地黄、熟地黄、山茱萸、女贞子、龟板胶、墨旱莲、天麻各9克，何首乌、太子参各20克，怀山药、首乌藤各15克，1日1剂，随证加减。⑤属于肝郁血瘀证者，用通络活血汤加减，方用北柴胡、川芎各6克，紫草、丹参、赤芍各9克，当归、鸡血藤、桑椹子各15克，青皮、陈皮、桃仁各5克，红花4克，大枣4枚，黑豆30克，1日1剂，随证加减。

（24）首乌三子汤：方用何首乌、枸杞子各25克，菟丝子、熟地黄、女贞子各15克，当归尾20克，黄芪、防风各10克，随证加减，1日1剂，水煎分早、晚2次服。

（25）三子生发丸：方用女贞子、何首乌各30克，桑椹子、生地黄各15克，菟丝子、山茱萸、党参、骨碎补各9克，墨旱莲、泽泻、牧丹皮、当归、茯神、怀山药、甘草各12克。共研细末，炼蜜为丸，早晚各服12克。

（26）鬼剃头丸：方用当归、杭菊花各30克，川芎、天麻、羌活各24克，熟地黄、菟丝子各60克，木瓜18克。共研细末，炼蜜为丸，每丸9克，饭后服。

（27）妇女脱发方：方用熟地黄24克，山萸肉、山药各12克，牡丹皮、茯苓、泽泻各9克，五味子30克。共研细末，炼蜜为丸，每丸9克，早晚各服1粒，开水送下。主治妇女血虚脱发。

（28）补肾生发丸：方用生地黄、熟地黄、炒山药、山萸肉各9克，茯苓、牡丹皮、泽泻、盐黄柏、麦冬、玄参、柴胡各9克，何首乌、当归各15克。服小豆百粒为引（盐水浸），水煎服。主治脱发、白发病。

（29）首乌黑枣汤：方用何首乌、黑枣各30克，熟地黄24克，枸杞子、麦冬、当归、西洋参、党参、龙眼肉各15克，白术、茯苓、龙胆草各12克，陈皮、五味子、黄柏各9克。酒浸，早晚2次，每次服15克，主治青壮年气血虚脱发。

（30）首乌生发饮：方用何首乌、熟地黄、山萸肉、枸杞子、菟丝子、羌活各15克，黑芝麻、白芍各30克，当归、川芎各12克。1日1剂，水煎分早、晚2次服。1月为1疗程。

（31）木瓜旱莲方：方用木瓜10克，墨旱莲30克，生地黄12克，熟地黄12克，何首乌15克，天麻15克，菟丝子15克，当归10克，白芍15克，茯苓12克，羌活10克，甘草15克。每日1剂，水煎分早、晚2次服。用于雄激素性秃发。

（32）首乌祛秃汤：方用何首乌、黄精、熟地黄、龙骨、代赭石各30克，女贞子、丹参、羚羊角、炒酸枣仁各18克。1日1剂，水煎分早、晚2次服。

（33）二至丸：女贞子、墨旱莲各适量，制丸。

（34）桑麻丸：嫩桑叶、黑胡麻子、白蜜各适量，制丸。

 脱发外治方有哪些？

有医生采用一些中药验方外用治疗脱发，效果也不错。

（1）新补骨脂酊：补骨脂20克，墨旱莲10克，斑蝥2个，红花5克，川椒10克，干姜10克，75%酒精200毫升，共浸泡1周，去渣装瓶备用。用棉签蘸此液涂患处。每日3～5次，1月为1疗程。间隔5～7日可继续用药治疗。此药剧毒，勿服、勿入眼内。

（2）生发三味：①一方，桑白皮120克，煎水洗发。②二方，桑白皮、梧桐白皮、侧柏叶各等量，煎水洗发，能润发，使其光亮。③三方，生姜1块，切片烤热擦脱发处。

（3）百部酒精：选百部、黄柏各100克，女贞子、补骨脂、覆盆子各60克，大茴香20克，75%酒精100～900毫升。上药共研细末，分装于2个500毫升瓶中，将酒精等量分入两瓶，浸泡1周可用。

（4）冬虫夏草酒：选冬虫夏草60克，白酒240克。将草浸酒内1周，用棉签蘸酒外涂1～3分钟，早、晚各1次，1月为1疗程。主治各型脱发及小儿生发迟缓。

（5）红花生发酊：选红花60克，干姜90克，当归、赤芍、生地黄、侧柏叶各100克。上药切碎入75%酒精3000毫升，密封浸泡20日备用。

（6）柏叶生发酊：选鲜侧柏叶350克，丹参100克，生姜、葱白各160克，生半夏80克，蛇床子40克，明矾10克。将上药切碎（蛇床子用布包）置坛中，再将75%酒精6000毫升加温倒入，加盖封闭浸泡1周，滤液备用。用时取液涂皮损处。1日3～4次，每次外擦药水时轻轻摩擦局部，直至皮肤发红为止。

（7）颠倒散：选大黄、硫黄，各等份，研粉。适量外用。

（8）柳枝方：选鸡屎藤、鲜柳枝各50克，墨旱莲30克，水煎外洗。头皮痒、头屑多加苦参50克；油垢多加黄柏、生地榆各30克。

（9）熏洗方：选生地黄、何首乌各30克，黑芝麻梗、柳枝各50克，加入瓦钵中，水煎，趁热熏洗患部。1日1剂，熏洗3次。熏洗后，用干毛巾敷患部半小时避风。5日1疗程。

（10）双黄散：选硫黄、雄黄各25克，地肤子、穿山甲各15克，滑石粉30克。共研极细末，用凡士林或猪油调合，用纱布包以擦患处。1剂分2包，1包用1周，一日2～3次。用后放凉处，每周用刮脸刀刮患处1次。

（11）生发酒：选生地黄、补骨脂、丹参各15克，细辛、桂枝各50克，蜈蚣、干姜各20克，切碎置45度白酒4000毫升于桶中，封闭浸泡2月。外用。

（12）人参生发酊：选人参、补骨脂、红花、洋金花、生姜各等量，用75%酒精浸泡1周，过滤外用。

（13）滋发液：选补骨脂20克，侧柏叶30克，氯化汞0.5克，甘油2毫升，25%酒精加至100毫升，浸泡半月待用。

（14）侧柏叶方：将侧柏叶九蒸九晒，共研细末，蜂蜜调和，制成小豆大小药丸。1次50粒，服4次，白天3次，夜间1次，主治眉毛脱落。

（15）蛇床治脱方：选蛇床子500克，百部250克，黄柏100克，绿矾20克，75%酒精24～40毫升。上药泡酒精内1～2周，去渣，每100毫升加甘油20毫升，涂患处。

（16）生发洗剂：选艾草、菊花、防风、藁本、甘松、蔓荆子、荆芥各9克，水煎。1剂洗4次，1日1次，主治虚热、受惊、妇女血虚所致脱发。

（17）羌活生发方：选羌活、白蒺藜、生地黄、白鲜皮、野菊花、地肤子、黑芝麻、牡丹皮各15克，赤芍、白芍各9克。水煎外洗。若头顶部瘙痒加松针30克。用于雄激素性秃发。

特色疗法

早在 2000 多年前的《黄帝内经》中，就对脱发有所介绍。

千百年来，历代医家在治疗脱发病方面，积累了丰富的经验。特别在当代，医务人员结合最新的科学技术，创造出一系列具有中医特色的新疗法，并取得了很好的疗效。

 何谓针刺疗法？

针刺疗法是中国传统治病方法之一。针刺疗法可治疗许多疾病，其中，对斑秃就有很好的疗效。

具体方法：取穴百会、四神聪、头维、生发（风池与风府连线中点）、安眠、合谷等。血热风燥证、气滞血瘀证患者用泻法，加刺曲池、太冲；气血两虚证、肝肾不足证患者用补法，加刺足三里，留针 20 分钟，隔日针刺 1 次，10 次为 1 疗程。

 什么叫梅花针疗法？

梅花针又名七星针，梅花针疗法是我国传统的一种多针浅刺疗法。

梅花针的样式有好多种，由于针数多少的不同，名称也各不相同。我国古代，有医家将 5 根针捆成一束，很像梅花的样子，称为梅花针。也有医家将 7 根针捆成一束，

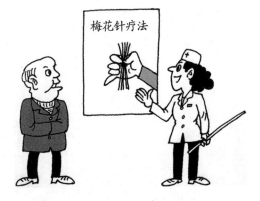

称为七星针。另外，由于梅花针刺得浅，所谓"刺皮不伤肉"，又称皮肤针。这种疗法具有操作简单、安全有效、适用范围广等优点，受到广大患者的欢迎。

目前，梅花针疗法多用于治疗斑秃、白癜风等，以及慢性支气管炎、关节痛、腰肌劳损、三叉神经痛等多种疾病。

 为什么梅花针疗法能治疗斑秃?

祖国医学认为，在正常情况下，人体的五脏六腑、四肢百骸等，各有其不同的生理功能，并且相互关联，共同维持着一种相对平衡的生理状态。这种有机的配合，主要是通过人体的经络系统来实现的。一旦病邪侵入人体，就可以通过经络传入脏腑。相反，脏腑有病也可以通过经络反映到体表。

梅花针疗法，就是通过刺激人体的某一部位，以达到调整机体功能、治疗疾病的目的。虽然所刺部位不一定是经穴，但是由于十二经脉、十五别络，以及皮部络脉的络属关系，因此刺激这些部位同样可以达到良好的效果。梅花针疗法治疗斑秃等疾病，其疗效的产生，主要是通过皮部经脉、经络与内脏的互相沟通协调来实现的。

 如何用梅花针疗法治疗斑秃?

临床观察发现，采用梅花针疗法治疗斑秃，具有较好的疗效。

具体方法：医生对患者脱发区进行常规消毒后，用梅花针从脱发区边缘开始，呈螺旋状向中心区域，轻轻叩刺。要注意动作轻柔，协调，根据患者耐受程度选择力量的轻重，至皮损处出现轻微渗血即可。3 日 1 次，30 日为 1 疗程，持续治疗 2 个月。

 局部封闭疗法能治疗哪些疾病?

局部封闭疗法是一种由局部麻醉演变而来的治疗方法。它将局麻药物和激素类药物的混合制剂，注射于患者疼痛的部位，以达到消炎、镇痛的目的。

局部封闭疗法主要用于治疗急性或慢性软组织损伤、腰肌劳损、肩周炎、腱鞘炎等。近年来，一些皮肤科医师采用这种方法治疗斑秃、白癜风、银屑病、神经性皮炎、湿疹等皮肤病，也取得了较好的效果。

 局部封闭疗法治疗斑秃效果如何?

一天，省医院的胡教授在县人民医院皮肤科坐门诊，在接诊一名斑秃患者之后，当地医生小秦问：采用局部封闭疗法治疗斑秃，效果如何?

胡教授说，采用局部封闭疗法治疗斑秃，具有很好的疗效。

曾有学者报道说，采用曲安奈德＋利多卡因在皮损处注射，2周3次，结果显示，有71%的患者获得毛发再生。而对照组只注射生理盐水，则仅有7%的患者毛发再生。

胡教授本人采用曲安奈德＋利多卡因在皮损处注射治疗斑秃，1～2周注射1次，治疗2～3个月，多数患者病情可以得到控制，特别是对于早期的、局限性的斑秃皮损，疗效最好。

 如何用耳针疗法治疗斑秃?

耳针疗法，是中医传统的针刺疗法之一。近年来，这项疗法受到了许多中老年患者的追捧。

根据经络学说，耳部与十二经络均有密切关系。在耳郭上一定部位进行针刺，可治疗某些疾病。

耳针疗法治疗斑秃，具有较好的疗效。在治疗斑秃时，可取肝、肾、心、头、皮质下、交感、神门等穴位，每次选穴3～4个，留针或埋王不留行籽。

 何谓火针疗法?

火针疗法，在我国古代被称为焠刺、烧针等。火针疗法是指运用特定的针具经加热、烧红后，采用一定手法，在局部病变部位或腧穴部位速刺疾出，从而治疗疾病的一种外治方法。

在《黄帝内经》一书中，有这样的记载："刺布衣者，以火焠之。"在张仲景的《伤寒论》中，有"烧针令其汗""火逆下之，因烧针烦躁者"等记载。直到唐代，医学大家孙思邈在《千金方》中，才正式将这种方法定名为火针疗法。目前，火针疗法使用一般有两种情况：一种为长针深刺，用来治疗瘰疬、象皮腿、痈疽等；另一种为短针浅刺，用于治疗斑秃、带状疱疹、风湿疼痛、肌肤冷麻等。

 为何火针疗法能治疗斑秃？

火针疗法是一种传统的中医治病方法。近年来，随着我国国民经济的迅猛发展与传统文化的复兴，火针疗法受到了广大人民群众的欢迎。

火针疗法，主要是通过温通经络、活血行气、激发脏腑功能，以达到平衡阴阳、标本同治的目标。火针疗法通过腧穴将热直接导入人体，激发阳气，温通经络，同时通过灼烙人体腧穴腠理而开启脉络之外门，给贼邪出路，活血行气，祛瘀生新，达到治病驱邪的目的。

研究表明，火针疗法能够抑制炎症细胞表达和神经细胞凋亡，促进神经再生及修复，调节内分泌和神经系统，提高机体免疫能力，使毛囊周围小血管数目增加，毛囊细胞活动增强，恢复毛囊功能，促进毛发再生。因此，火针疗法可用于斑秃的治疗。

 火针疗法治疗斑秃应注意哪些问题？

火针疗法是一种特殊的治病方法，对于许多疾病都有很好的效果。在治疗斑秃的过程中，需要注意以下问题：①由于采用火针疗法治疗之后，局部有可能遗留小瘢痕，因此在面部应用火针疗法时一定要慎重。②血管和主要神经分布部位，不适合施用火针疗法。③在针刺之后，局部呈现红晕或者红肿未能完全消失时，应避免洗浴，以免局部发生感染。④如果在针疗后局部发痒，不能用手搔抓，以防感染。⑤孕妇及年老体弱患者，具有火热证候和局部红肿的患者，以及高血压病、心脏病、恶性肿瘤患者等，不适合采用火针疗法。

如何采用针刺疗法治疗雄激素性秃发？

针刺疗法治疗雄激素性秃发，具有较好疗效。

方法：主穴百会、头维、生发（风池与风府连线中点）；配穴翳明、上星、鱼腰、丝竹空、四神聪、安眠。每日1次，每次选穴5～8个，交替取穴，手法根据虚者补之、实者泻之的原则采用补法或泻法，或平补平泻法。每次留针20分钟，隔日针刺1次，10次为1疗程。或者针刺风池，局部消毒后，选用2寸（1寸约3.33厘米）毫针，向对侧风池刺入1.5寸，得气后留针20分钟。或针刺脱发区，选取1.5～2寸毫针，局部消毒后，在脱发区边缘自12点处向6点，自3点处向9点，做十字交叉沿皮横刺，局部有胀痛后，留针20分钟。

 何谓穴位放血疗法？

穴位放血疗法，是一种通过疏通经络、调理气血来滋养毛根，促进毛发生长的方法。有学者采用穴位放血疗法，联合微针及米诺地尔治疗雄激素性秃发，取得了较好的效果。

（1）穴位放血：患者取俯坐位，选阿是（秃发部位）、头维、百会、风池、通天等穴位，进行常规消毒，使用梅花针叩刺放血，每个穴位放血5～6滴，每周治疗1次。

（2）微针疗法：对头发少或秃发部位进行常规消毒，局部麻醉，采用4 in1型微针进行治疗，微针治疗深度为1～2毫米，每次2～3遍，3周1次。同时外用5%米诺地尔制剂，每次1毫升，每日2次。

治疗24周之后观察疗效。结果显示，治疗组患者3个月、6个月的有效率分别为67.44%和81.40%。

 何谓毛发移植？

毛发移植，是近年来推出的一种新的外科治疗技术。对于部分类型的脱发，具有较好疗效。

　　毛发移植，是将先天性对雄激素不敏感部位（通常为枕部）的毛囊分离出来，然后移植到秃发部位。通过这种方式移植后的毛囊，大多可以长久存活。

　　近年来，毛发移植技术不断改进，以毛囊单位分离毛胚的手术方式，日趋成熟和标准化。通常在术后 10 ～ 14 日，即可拆除缝线。

 哪种类型的脱发适合毛发移植？

　　毛发移植仅适合以下类型的脱发：

　　（1）瘢痕性脱发：首选自体毛发移植。若瘢痕较小，可以考虑皮肤整形，将瘢痕减到最小，再进行毛发移植。

　　（2）雄激素性秃发：应先用药物控制油脂分泌后，再考虑进行自体毛发移植。

　　（3）疾病性脱发：在治愈原发病 6 个月之后，仍未见新发长出，则需考虑毛发移植。

 毛发移植手术可分哪些类型？

　　毛发移植，是治疗脱发的一种新型外科治疗技术。

　　目前，主要有毛囊切取移植术和毛囊抽取移植术两种手术方式。

　　前者需要先开刀切取皮瓣，再分离毛囊，瘢痕风险较高。后者采用环钻抽取毛囊，创伤较小，几乎不留瘢痕。

 毛发移植效果如何？

　　脱发，是一种很常见的损容性疾病。对于某些病情顽固的重症脱发患者，药物治疗效果很差，此时若具备相关条件，可以考虑通过毛发移植解决问题。

　　脱发患者在进行移植后，通常毛囊可长期存活。但植发前后仍需要口服或外用药物，以维持脱发区非移植毛发的生长状态。

物理治疗

近年来，随着时代的进步，越来越多的科学技术应用于生活。高速铁路、5G 通信、量子物理等，极大地改变了我们的生活。

同时，有赖于科学技术与现代医学的完美结合，各种先进的医疗设备应运而生。采用物理疗法治疗多种皮肤病，效果显著，特别是脱发性疾病更是如此。

 有哪些物理疗法可以治疗斑秃？

近年来，随着科学技术的迅速发展，出现了许多新的物理疗法。其中，斑秃的治疗情况也是这样。

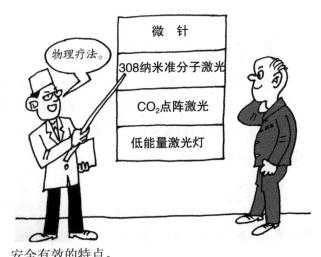

斑秃的物理疗法主要包括微针、308 纳米准分子激光、CO_2 点阵激光、低能量激光灯等。这些方法具有操作简单、安全有效的特点。

物理疗法与其他治疗手段相结合，可以显著提高斑秃的治疗效果。

 微针治疗斑秃效果好吗？

微针，即微针滚轮，是一种新型针具。微针疗法是近年来我国医务工作者独创的一种新型美容技术。

微针疗法的作用原理为，用滚针打开皮肤屏障，开辟透皮通道，使皮肤活性成分到达真皮而发挥作用，同时局灶损伤及修复效应、深层机械刺激效应、胶原再生和重塑效应也可发挥一定作用。

有学者报道说，他们采用微针联合曲安奈德治疗难治性斑秃 3 例。结果显示，患者新生毛发量均大于 50%，且无明显的不良反应。

3 308 纳米准分子激光能治疗斑秃吗?

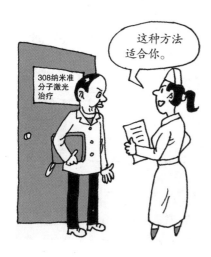

308 纳米准分子激光，是一种中波紫外线光源。近来，有学者采用此项技术治疗斑秃，取得了较好疗效。

有学者报道说，采用 308 纳米准分子激光治疗斑秃患者 10 例。将每例患者头部皮损分为左、右两个部分。治疗组，右侧皮损接受 308 纳米准分子激光治疗，初始剂量为 50 毫焦／厘米^2，每周 2 次，以后每周增加 5 毫焦，连续治疗 12 周。对照组，在左侧皮损处注射糖皮质激素，4 周注射 1 次。结果显示，8 例患者完成治疗，治疗组 6 例患者，有 50% 的头发长出，对照组中仅 3 例患者有头发长出。并且治疗组头发数量、直径均高于对照组。

据推测，308 纳米准分子激光治疗斑秃的机制，可能与其能诱导 T 淋巴细胞凋亡和抑制细胞因子有关。

4 308 纳米准分子激光治疗斑秃应注意哪些问题?

☺ 治疗斑秃时，影响疗效的主要因素是激光照射剂量。在治疗前，应先在患者腹部进行紫外线生物剂量测定，并以测定的最小红斑量作为激光照射剂量的起始量。每周治疗 2 次，随后根据患者红斑持续时间，确定下次治疗所需的照射剂量。

☺ 不同患者对激光的耐受性不同，需要的照射剂量也不相同。比如，

III型皮肤所需照射剂量为 600 ~ 2300 毫焦 / 厘米^2，II型皮肤所需剂量则为 300 ~ 700 毫焦 / 厘米^2。

💧 如果患者对紫外线敏感，在使用 308 纳米准分子激光治疗时会出现潜伏期短、反应强、持续时间长等不良反应。建议选择其他类型激光。

 CO$_2$点阵激光能治疗斑秃吗？

CO$_2$ 点阵激光是一种常用的医学美容技术，目前，在中国各省、市、县医院均有开展。

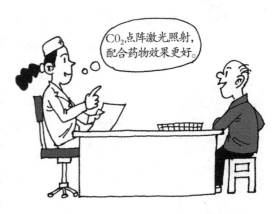

CO$_2$点阵激光照射，配合药物效果更好。

CO$_2$ 点阵激光，主要是通过点阵式光热分解作用，刺激皮肤胶原蛋白收缩与增生，从而达到嫩肤、修复瘢痕作用。主要用于治疗瘢痕、消除皱纹和色斑。近几年，有学者采用 CO$_2$ 点阵激光治疗斑秃，取得了一定疗效。

具体方法：激光照射功率 15 ~ 25 瓦特，照射能量为 7.5 毫焦，点阵覆盖率为 2.89%。建议采用高能量低密度方式，在脱发区做点状烧灼，照射时间 0.05 秒，2 周 1 次。照射后对皮损部位进行 15 分钟的冰敷降温。

有学者认为，采用 CO$_2$ 点阵激光联合米诺地尔、复方甘草酸苷、氦-氖激光等手段治疗斑秃，效果会更加明显。

 氦-氖激光能治疗斑秃吗？

氦-氖激光是一种传统的激光治疗方法，用于皮肤科已经有 30 多年的历史了。低剂量的氦-氖激光具有舒张血管、改善新陈代谢、促进组织修复、降低神经末梢兴奋性等作用。氦-氖激光，可用于治疗斑秃、带状疱疹、皮肤溃疡、毛囊炎等多种皮肤病，效果较好。

氦-氖激光治疗斑秃的最佳输出功率是 20 ~ 40 兆瓦，但是具体输出功率需根据脱发区域与机器间的距离而定。

建议：脱发区域与激光治疗仪之间的距离 75～150 厘米，光斑直径 5～15 厘米，每次照射时间 10～15 分钟，每日照射 1 次。10～15 日为 1 疗程，休息 7～10 日后，进行下个疗程。

 氦－氖激光治疗斑秃，频次越高效果越好吗？

氦－氖激光是一种无创性的激光技术。皮肤科医师采用氦－氖激光治疗斑秃，取得了较好的疗效。

但是，需要注意的是，氦－氖激光治疗斑秃，并非频次越高疗效越好。

如果每个疗程之间，没有必要的休息间隔，连续做好几个疗程，反而对治疗产生"掣肘"作用。因为氦－氖激光具有饱和、蓄积作用，经激光照射，有新发生出，停止照射，毛发仍在继续生长。连续照射，反而会使毛发生长速度减慢。

 雅阁激光能治疗斑秃吗？

雅阁激光，是一种常用的激光美容技术，通常用来治疗雀斑、色素痣、咖啡斑、太田痣、文身等一些色素相关性皮肤病。有国内学者报道说，采用雅阁激光治疗斑秃，效果也比较好。

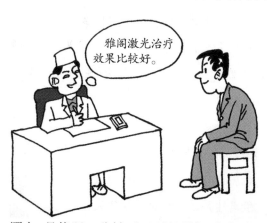

雅阁激光治疗效果比较好。

具体方法：激光波长 1064 纳米，输出功率为 30 瓦特左右，距离脱发区域为 0.5 厘米，每点照射 5～10 秒，直到脱发区漂白，且停照 1 分钟后，照射区域局部轻度红肿即可停止照射，每周治疗 1 次。

照射完成后，对照射区域进行冰敷处理。照射后局部出现薄黄痂，在 1 周内黄痂可脱落，这属于正常情况。

 半导体激光治疗斑秃效果怎样？

半导体激光器是一种以半导体材料为工作物质的激光设备。其输出的光波，波长可涵盖从红外线到可见光的范围。

曾有皮肤科医生用半导体激光照射治疗斑秃，取得了一定效果。

具体方法：使用 904 纳米红外半导体激光器，针对一处患病区域照射，激光脉冲为 40 脉冲 / 秒，平均功率为 1.2 兆瓦，持续时间 5 秒。治疗周期建议为每周 1 次，4 次为 1 疗程。

10 低能量激光能治疗秃发吗？

低能量激光，指的是波长范围为 500 ～ 1100 纳米、能量为 1 ～ 4 焦 / 厘米^2 的激光。据临床观察，低能量激光治疗雄激素性秃发，具有一定疗效。

曾有资料显示，有学者采用 7 束、9 束、12 束 635 纳米 ±5% 的激光和 12 束 655 纳米 ±5% 的激光治疗雄激素性秃发，均取得了较好疗效，并且二者疗效对比没有明显差异。

尽管雄激素性秃发的发病与性别、年龄有很大关系，但是，使用低能量激光治疗雄激素性秃发，其疗效与患者的年龄、性别却没有什么关系。

有专家分析，低能量激光能治疗雄激素性秃发的原因，可能为：①改善毛囊周围组织的血液循环，刺激血管增生。②增加三磷酸腺苷的生成，刺激转录因子的产生，从而促进毛囊细胞增殖。

11 非剥脱铒点阵激光治疗秃发效果怎样？

非剥脱铒点阵激光，是一种以金属铒作为工作物质的激光技术。研究发现，采用非剥脱铒点阵激光治疗雄激素性秃发，具有一定效果。

具体方法：采用 1550 纳米非剥脱铒点阵激光照射秃发部位，能量为 5 毫焦，总密度为 300 点 / 厘米^2（又称点阵覆盖率，治疗原则为低能量和高密度）。2 周治疗 5 次。

需要注意的是：①治疗后 6 小时禁止洗头、热水浴和剧烈运动。②治疗后 1 ～ 2 周内可出现头发短暂脱落、红斑、瘙痒等并发症，这种症状通常会在随后 1 周自行消失。③此类激光治疗雄激素性秃发仅适用于男性患者。

12 如何采用窄谱中波紫外线治疗斑秃?

窄谱中波紫外线,是一种特殊类型的紫外线,其波长主要在 309 ~ 313 纳米。窄谱中波紫外线主要用于治疗银屑病、白癜风、玫瑰糠疹等疾病,并取得了很好的效果。

目前有学者报道说,采用窄谱中波紫外线治疗斑秃,取得了一定的疗效。

具体方法:采用紫外线光疗仪进行治疗。斑秃部位距离灯管 5 厘米,隔日照射 1 次,每周照射 3 次,每次照射需佩戴紫外线防护镜。首次照射剂量为 0.2 ~ 0.4 焦 / 厘米 ^{2}。如无红斑反应,每次增加20%,最高剂量 2.5 焦 / 厘米 ^{2}。4 周为 1 疗程,共照射 12 次。

13 光化学疗法能治疗斑秃吗?

光化学疗法,是指补骨脂加长波紫外线照射,属于一种光免疫的疗法。光化学疗法治疗斑秃,其可能的作用机制是通过耗竭毛囊内免疫活性细胞(朗格汉斯细胞),从而达到抑制毛囊局部免疫反应的目标。

口服补骨脂素配合长波紫外线照射,已被证实是一种有效的治疗手段。然而,因口服补骨脂素可产生全身性副作用,其应用受到了限制。目前,有学者建议,采用补骨脂素药浴,配合长波紫外线照射的方法治疗斑秃。这种副作用比较小,可以作为一种选择。

 14 能用红光照射治疗脱发吗?

红光疗法,就是采用一种特殊的设备,产生红色波段的可见光,通过光化学作用来治疗疾病的一种方法。

目前,各大医院的皮肤科已经广泛应用红光照射来治疗脱发、带状疱疹、痤疮等多种皮肤病,并且取得了较好的效果。

红光的生物作用主要是光化学作用,而不是温热效应。红光治疗可以加速伤口和溃疡的愈合,促进毛发的生长,推进骨折愈合,加速受损神经的再生，因而在临床上用它治疗多种疾病，其中就包括脱发。

15 音频电疗法能治疗斑秃吗?

音频电疗法，是一种采用中频电流治疗疾病的方法。此法具有镇痛、消炎消肿、软化瘢痕、促进毛发生长和汗液分泌、改善血液循环、促进神经功能恢复等作用。

音频电疗法通常用于治疗皮肤溃疡、带状疱疹神经痛、闭塞性脉管炎、硬皮病、系统性红斑狼疮等多种疾病，对于斑秃也具有较好疗效。

需要注意的是，伴发恶性肿瘤、严重心力衰竭、肾功能不全的患者，体内有金属异物的患者，不宜采用此法治疗。另外，为避免对胎儿造成不良影响，孕妇应该谨慎应用。

16 冷冻治疗对斑秃效果怎样?

冷冻疗法，是利用低温作用于病变组织，使之发生坏死，以达到治病目的一种方法。常用的制冷剂有液氮（-196℃）、液体空气（-180℃）等。其中液氮致冷温度最低，使用安全、价廉，是最常用的制冷剂。

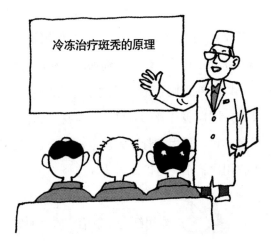

冷冻治疗斑秃的原理

冷冻疗法，主要用来治疗各种疣痣、血管瘤、皮肤肿瘤、皮肤赘生物等，效果较好。近年来，有学者采用液氮涂冻的方法治疗斑秃，也取得了一定疗效。

据推测，液氮涂冻治疗斑秃的机制，可能是低温涂冻导致皮肤毛细血管收缩，复温后毛细血管反应性扩张，反复多次低温刺激皮肤之后，改善皮肤和毛囊的血液循环和组织代谢，从而促进毛囊细胞的增殖而引起毛发的再生。

整合疗法

目前治疗脱发的手段很多，包括药物疗法、中医疗法、物理疗法、饮食疗法等，治疗效果有好有坏，各有不同。

脱发病因复杂，病情顽固，若是仅仅采用一种方法单打独斗，很难达到预期疗效。只有整合一切资源，调动一切积极因素，集中力量打歼灭战，才有可能实现彻底战胜疾病的最终目标。

 为什么要用整合疗法?

2012 年，时任中国工程院副院长樊代明院士率先提出了整合医学的概念。以后，这种理论逐渐被医疗界同仁认可。

整合医学，是一种新型疾病诊疗体系。其要点是从整体出发，将医学领域各学科的先进理论和有效手段进行有机整合，并根据社会、环境、心理现实进行修正、调整，使之更加符合、更加适合整个人体的健康需要。

 斑秃的治疗方针是什么?

斑秃的治疗目的是控制病情进展，促使毛发再生，预防和减少复发，提高患者生活质量。充分的医患沟通和针对患者的心理咨询在斑秃治疗中十分重要。

对于单发型或脱发斑数目较少、面积小的患者可以随访观察，或仅使用外用药物；对于脱发面积较大、进展快的患者，主张早期积极治疗；对于久治不愈的全秃、普秃或匍匐性斑秃的患者，也可在充分沟通后停止药物治疗，使用假发和发片也是一种合理的对策。

儿童斑秃该如何选择治疗方案？

河南省中医院皮肤科刘爱民教授认为，儿童斑秃的治疗，不同于成人。在采用各种治疗手段时，一定要注意保护儿童重要脏器的功能，避免对儿童生长发育造成不利影响。

对于年龄小于 10 岁的儿童，通常可以联合 5% 米诺地尔制剂（每日 2 次）和中等强度的激素制剂外用。对于大于 10 岁的患者，如果脱发面积小于50%，则可以采用曲安奈德在皮损处局部注射。

刘爱民教授强调，如果治疗 6 个月后，病情未见任何好转，则可改用其他的诊疗方案。比如，可以采用 5% 米诺地尔制剂外涂，每日 2 次；外用强效糖皮质激素夜间封包治疗，或试用短效刺激剂地蒽酚。

 CO_2 点阵激光 + 米诺地尔治疗斑秃效果如何？

CO_2 点阵激光，是一种常用的激光美容技术，对于浅表瘢痕、色斑色痣、皱纹等具有很好的效果。同时，CO_2 点阵激光配合外用米诺地尔治疗斑秃，效果也很好。

具体方法：首先使用 CO_2 点阵激光对患病区域进行照射，能量为 7.5 毫焦，点阵覆盖率为 2.89%，使用频率为 2 周 1 次；同时使用 5% 米诺地尔制剂涂抹患病区域，并轻轻按摩 2 ～ 3 分钟，用药频率为每日 1 次。

注意，在使用激光进行照射后，应对皮损部位进行 15 分钟冰敷处理，同时提醒患者在术后 12 小时内，要注意保持皮损部位干燥。

 CO_2 点阵激光联合复方甘草酸苷、斑秃丸等药物治疗斑秃效果怎样？

临床研究发现，CO_2 点阵激光照射治疗斑秃，疗效是值得肯定的。如果同时配合应用复方甘草酸苷、斑秃丸等药物，效果则会更加理想。

药物用法：复方甘草酸苷片，每次 75 毫克，每日 3 次，口服；斑秃丸，每次 5 克，每日 3 次，口服。

也可配合应用 2% 盐酸利多卡因、醋酸泼尼松龙混合制剂在皮损处注射，注射点间隔 1.0 厘米，剂量为 0.2 毫升，且总注射量不超过 2 毫升。

 氦－氖激光、CO_2 点阵激光联手对付斑秃效果如何？

氦－氖激光，在激光家族中辈分是比较高的，用于治疗斑秃也有许多年，具有一定疗效。

近期有学者研究发现，氦－氖激光和 CO_2 点阵激光强强联手对付斑秃，有望获得事半功倍的效果。

具体方法：使用光斑直径为 20 厘米，照射距离为 25 厘米，输出功率 30 兆瓦左右的氦－氖激光，和输出功率为 15～20 瓦特的 CO_2 点阵激光，对皮损局部进行扩束垂直照射，每次照射 15 分钟，照射周期为 4 日，共照射 20 次。

 氦－氖激光＋梅花针治疗斑秃效果怎样？

近年来，已有多位学者报道，他们采用氦－氖激光照射联合梅花针叩刺治疗斑秃，可以显著提高治疗效果。

具体方法：对脱发区域进行常规消毒，然后采用梅花针从脱发区边缘呈螺旋状向中心区进行叩刺，直至皮肤发红、微出血为止。

同时，每处用氦－氖激光照射 20 分钟，照射距离 20～30 厘米，3～5 日治疗 1 次，10 次为 1 疗程。2 个疗程间隔时间为 15 日。

 半导体激光联合梅花针治疗斑秃效果好吗？

半导体激光器是一种以半导体材料为工作物质的激光设备。据报道，采用半导体激光照射，配合梅花针叩刺治疗，对于斑秃具有很好的疗效。

首先，在脱发区域使用安尔碘进行消毒。接着用梅花针从脱发区边缘呈螺旋状向中心区进行叩刺，注意不可过重，以皮肤发红、微出血为度。

翌日使用半导体激光治疗仪，在距秃发区域 1.5 厘米处，输出功率约为

1500 兆瓦，针对脱发区域进行 10 分钟照射。

梅花针叩刺 1 次，第二天用激光照射 1 次，这样交替进行。

 重症斑秃该用哪些药物？

目前，斑秃的病因仍不明确，斑秃治疗仍以局部、全身应用糖皮质激素，以及外用米诺地尔为主。但是，这种方法对于难治性斑秃、普秃、全秃等重症患者，疗效却不够理想。

JAK 激酶抑制剂，比如托法替尼的出现，为难治性斑秃的治疗提供了新路径。此外，具有抗炎、免疫抑制作用的药物，如他汀类；具有恢复毛囊免疫赦免作用的药物，如他克莫司、非索非那定等；具有促进毛发生长作用的药物，如贝美前列腺素、富血小板血浆；物理疗法，如 308 纳米准分子激光、CO_2 点阵激光、微针等，均具有良好的应用前景。

 对于难治斑秃该怎么办？

轻症斑秃可以暂时不用药物，因为 30% ～ 50% 的患者，在 1 年内或可自愈。或者采取常规的治疗手段，比如口服激素类药物、补充维生素、梅花针叩刺、红光照射等，通常效果都比较好。

不过，对于某些重症斑秃，医生也可能束手无策。例如，某些重症斑秃患者，脱发面积大，病程漫长，并无自愈可能，且对各种治疗手段均不敏感。有的患者因为长期用药还会出现严重的不良反应。

遇到以上的情形，放弃治疗或许也是一种选择。可建议患者戴假发和发片，或采用文眉术修补缺失的眉毛。

 如何确定雄激素性秃发治疗方案？

雄激素性秃发的治疗目标是防止微型化毛囊继续发展，尽最大可能实现微型化毛囊逆转。

男性雄激素性秃发患者，通常可以口服非那雄胺，同时外用米诺地尔；

对于女性雄激素性秃发患者，则可选择螺内酯、醋酸环丙孕酮口服，同时外用米诺地尔。

治疗的关键，是要控制脱发的进一步发展。只有头皮部位有毛囊存在，才有可能借助药物，推进微型化毛囊的正常化进程。

 如何治疗雄激素性秃发？

雄激素性秃发是一种很常见的疾病，病情顽固，病程漫长。因此，其治疗必须规范、有序，有足够长的疗程。

男性雄激素性秃发患者的一线治疗方案为外用米诺地尔和口服非那雄胺。女性雄激素性秃发患者的一线治疗方案为外用米诺地尔。

度他雄胺口服制剂、富血小板血浆、前列腺素衍生物、低能量激光、CO_2 点阵激光、中医中药、毛发移植等，为秃发的治疗提供了更多的选择。

 低能量激光 + 非那雄胺治疗雄激素性秃发效果好吗？

低能量激光，指的是波长范围为 500 ～ 1100 纳米、能量为 1 ～ 4 焦 / 厘米^2 的激光。有学者报道说，采用低能量激光联合非那雄胺治疗雄激素性秃发，具有较好的疗效。

方法：采用波长为 630 ～ 670 纳米的低能量激光生发帽，置于头发上方 2 厘米处，进行照射，每次 30 分钟，隔日 1 次，10 次为 1 疗程；或者每日照射 1 次，15 次为 1 疗程。2 个疗程间需要有 15 日的间隔。

同时，使用非那雄胺 1 毫克，每日 1 次，口服。

14 CO_2 **点阵激光配合米诺地尔治疗雄激素性秃发效果怎样？**

在皮肤美容界，CO_2 点阵激光是一种很受推崇的技术。据临床观察，采用 CO_2 点阵激光联合米诺地尔治疗雄激素性秃发，具有较好的疗效。

具体步骤：在秃发区域，采用脉冲能量 10 毫焦、点阵覆盖率 6.3% 的 CO_2 点阵激光进行照射。在激光治疗之后，皮损部位冰敷 15 分钟，在 12 小时内照射区域注意保持干燥。每月治疗 1 次。

激光治疗后第二日，开始外用 5% 米诺地尔制剂，每日 1 次，每次用药后轻轻按摩皮损局部 3 分钟。

CO₂ 点阵激光联合生长因子治疗雄激素性秃发效果好吗?

研究发现，采用 CO_2 点阵激光配合生长因子，治疗雄激素性秃发，效果较好。

有人采用 CO_2 点阵激光联合生长因子，治疗雄激素性秃发 28 例。28 例男性患者双侧头皮均应用生长因子，其中一侧头皮同时应用 CO_2 点阵激光，共治疗 6 次，每次间隔 2 周。

结果显示，联合组毛发密度从 114 根／厘米² 增加到 143 根／厘米²，全局摄影评估改善率 93%；生长因子组毛发密度从 113 根／厘米² 增加到 134 根／厘米²，全局摄影评估改善率 67%；并且未发现明显的不良反应。

据推测，CO_2 点阵激光联合生长因子，有效治疗秃发的原因，可能与激光光热作用刺激头皮，以及激光治疗后头皮综合给药途径形成有关。

治疗男性雄激素性秃发有什么新的对策?

对于男性雄激素性秃发，《亚洲雄激素性秃发诊疗指南》推荐采用下列方案：

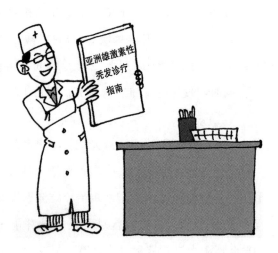

♡ 米诺地尔外用。米诺地尔（2% 和 5%）制剂，每日外擦 2 次，通常在 12 周起效。外用 2% 米诺地尔制剂，1 年的有效率为 50%；5% 米诺地尔制剂，其 1 年的有效率可超过 80%。

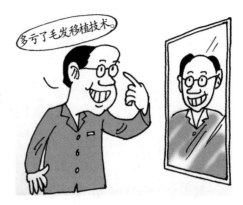

〇 非那雄胺口服。非那雄胺，每日 1 毫克口服，通常在服药 6 个月开始起效，在 1～2 年时达到最佳效果。有效率为 70%～90%。

〇 进行毛发移植，或考虑使用假发、发片等。

 针对女性雄激素性秃发应采取什么策略？

依据《亚洲雄激素性秃发诊疗指南》，对于女性雄激素性秃发，可采取如下方案：

〇 米诺地尔。每日 2 次外用。建议首选 2% 的制剂，也可选用 5% 的制剂。

〇 抗雄激素药物。螺内酯，每日 40～200 毫克口服，能使部分患者的症状得到改善。环丙氯地孕酮，于月经周期第 5～24 日服用，有较强的抗雄激素作用等。

〇 进行毛发移植，或考虑使用假发、发片等。

饮食调理和防护

脱发多为慢性疾病，病程漫长，且通常病情比较顽固。因此，脱发同样应该贯彻预防为主的方针，努力做到防患于未然。一旦疾病已经发生，则应该及时进行干预，尽快控制病情，以减少疾病对患者的伤害。

同时，脱发的发生发展与饮食密切相关，因此为了保证患者正常的新陈代谢，促进疾病早日康复，进行饮食调理也是很有必要的。

1 脱发患者如何选择食物？

脱发的发生发展，以及头发本身的新陈代谢，都与饮食密切相关。

（1）合理调节饮食，保持营养均衡：原则上每日膳食中必须包括谷类、薯类；动物类食品，如肉类、禽类、蛋类、鱼类、乳类等；大豆及豆制品；蔬菜，水果；动植物油脂、食用糖。

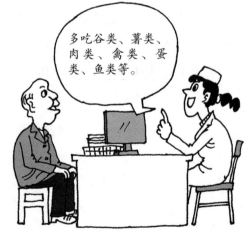

多吃谷类、薯类、肉类、禽类、蛋类、鱼类等。

（2）避免辛辣食物：常常吃辛辣的食物，会刺激毛囊皮脂腺，增加皮脂的分泌，使雄激素性秃发患者病情加重。

2 斑秃患者可选哪些食物？

斑秃是一种很常见的疾病。在斑秃的发病过程中，饮食与营养发挥着重要作用。特别是儿童斑秃更是如此。

斑秃患者，应该多摄入植物蛋白和含铁丰富的食物，如大豆、黑芝麻、蛋类、禽类、带鱼、虾、花生、菠菜、鲤鱼、香蕉、胡萝卜、马铃薯等。适量补充碘元素和维生素 E。要多选碱性食物，如新鲜蔬菜、水果等。

同时，要避免烟酒及辛辣刺激食物，如葱、蒜、韭菜、花椒、姜、辣椒、桂皮等。忌油腻、燥热食物（肥肉、油炸食品），忌过食糖类和脂肪丰富的食物。

 如何根据中医辨证指导患者饮食？

食物同药物一样，也存在四气，即寒、热、温、凉；五味，即辛、甘、酸、苦、咸；以及升降浮沉的作用趋势和五脏六腑的归经等。无论食物或药物，都是寒能清热，热能散寒，辛开、甘缓、酸收、苦降、咸软。寒凉多有清热、泻火、滋阴、凉血、解毒的作用，适用于热证、阳证；温热多有散寒、温经、活血、通络的作用，适用于寒证、阴证等。

因此，需要根据人体阴阳偏盛偏衰的情况，有针对性地调补，以调整脏腑功能的平衡。如热体、热病适宜多食寒凉性食物；寒体、寒病适宜多食温热性食物。只有这样，食补才能相宜，达到预期效果。

注意，调补的食物需要在皮肤科或营养科医师指导下进行选择。

 心情烦躁的脱发患者该选哪些食物？

如果患者病情发展迅速，头发成片脱落，且脱发前伴头皮烘热、瘙痒，或伴心情烦躁、情绪不宁、失眠多梦，同时伴唇色红、舌红、苔薄、脉数或弦等表现，此属于血热风燥证。

建议患者多食包菜、甘蔗、鸭蛋、白梨、菊花等。其中，包菜味甘，性平，入肝、肠、胃经，有清热散结、健胃通络的作用。甘蔗味甘，性平，有滋阴润燥、

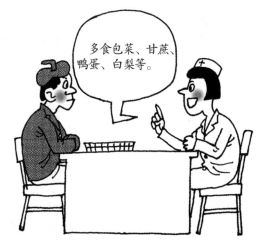

多食包菜、甘蔗、鸭蛋、白梨等。

和胃止呕、清热解毒的作用。鸭蛋，味甘咸，性凉，有滋阴清热的作用。白梨有清热止渴、滋阴润燥的作用。菊花有疏风散热、清肝明目的作用。

 情绪抑郁的脱发患者适宜哪些食物？

部分脱发患者，在发病之前有情绪抑郁或异常波动，毛发逐渐脱落，伴胸闷、善叹息，或喉中如有物阻，或伴失眠多梦、神经衰弱，或女性月经失调，伴有舌淡、脉沉等表现，此属于肝气郁结证。

此类患者宜多食芹菜、萝卜、玫瑰花等。芹菜味甘，性凉，入肺、胃、肝经，有平肝清热、利湿治淋的作用。萝卜，有顺气健胃、逐冷消痰的作用。玫瑰花，可以泡茶饮，有解郁行气、活血止痛的作用。

 产后脱发的患者如何选择食物？

某些女性在分娩之后，头发呈斑块状脱落，可逐渐融合成大片状，伴少气懒言、倦怠乏力、头昏目眩、心悸气短、多梦健忘、口唇、指甲色白，同时有舌淡、苔薄、脉细弱等表现，此属于气血两虚证。

此类患者宜多食龙眼肉、菠菜、胡萝卜等。因为龙眼肉有补心安神、养血益脾的作用。菠菜，味甘，性凉，归胃、大肠、膀胱经，有养血止血、润燥、利五脏、通肠胃、开胸膈、下气、调中、止渴的作用。胡萝卜味甘，性平，归脾、肺、经，有养血明目、健脾消食、补气养血、行气化滞的作用。

 气滞血瘀证的脱发患者应选哪些食物？

患者表现为脱发日久，脱发处头皮光滑发亮，毛孔模糊不清，伴头皮刺痛、面色晦暗、舌有瘀斑，或舌下紫暗、脉涩滞，或脱发多年，久治不愈，无明显症状可辨等表现，此属于气滞血瘀证。

建议多食韭菜、油菜、山楂等。其中，韭菜，味辛甘，性温，归肝、脾、胃、肾经，有行气活血、暖胃除湿、补肾益阳、调和脏腑的作用。油菜，味甘，性凉，入肝、肺、脾经，有行瘀散血、消肿解毒的作用。山楂，除具有开胃消食作用之外，还具有活血散瘀的作用。

肝肾不足证的脱发患者如何选择食物？

患者脱发时间较长，时轻时重，毛发干枯色黄或细软易断，重者头发全部脱落，甚至眉毛、睫毛、胡须、腋毛及阴毛等均脱落，形成普秃。伴面色不华、头昏目眩、腰膝酸软、耳鸣、失眠、舌淡、苔薄、脉沉细等表现，此属于肝肾不足证。

建议此类患者多食胡桃、莲子、黑豆、乌骨鸡等。胡桃味甘，性温，无毒，入肾经，有润能生精、涩能止精、更益肾火、乌须发的作用。莲子有养心安神、益肾固涩的作用。黑豆，性平，味甘，有补肾、镇心、明目、祛风活血、解毒消肿的作用。乌骨鸡，有滋阴清热、补肝益肾、健脾止泻的作用。

 如何正确护理头发？

要保证有一头乌黑光亮的秀发，头发护理是有必要的，需注意以下情况：

☺ 选用宽齿木质或角质梳，或不容易产生静电的塑料梳。

☺ 顺头发自然下垂方向分段梳理。分段是指先梳理远端发梢段，最后梳理近端发根附近头发，并能解除纠缠。

☺ 尽量避免或减少烫发、染发。在烫发水（冷烫精）和大部分染发剂中，含有某些有害物质，如频繁使用可使头发干燥无光、发毛不柔滑、纠缠易打结、脆弱易折断。建议染发、烫发间隔时间至少3～6个月。

☺ 避免长时间游泳。在公共泳池中含有用于杀菌的漂白粉，对皮肤有刺激作用，长时间接触会使头发干涩，使雄激素性秃发患者头发更容易脱落。

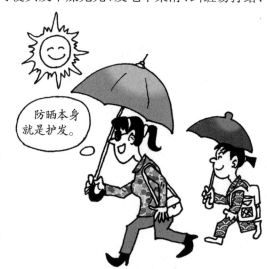

防晒本身就是护发。

☺ 外出时要注意防晒。不要长期看电视、玩电脑，电磁波也会影响内分泌系统，导致脱发发生。

 如何对斑秃患者进行心理疏导?

斑秃的发生和发展,可能和遗传、精神紧张、压力过大、内分泌失调等因素有关,多为突然发生,影响外貌。患者难以接受现实,往往表现出焦虑、烦躁等不良情绪。

医务人员应向患者讲解斑秃的相关知识,介绍成功案例,引导患者积极配合治疗。此病虽然起效较慢,但只要按疗程坚持治疗,多数患者可以治愈。通过心理疏导,帮助患者保持乐观的态度,消除消极情绪和精神压力,树立战胜疾病的信心。

 斑秃患者健康教育怎样进行?

斑秃患者第一次就诊时,医务人员要仔细询问病史,认真全面地检查患者所有有毛发的部位和指(趾)甲。告知患者疾病的所有信息,包括斑秃发作的特点、预后、治疗方法的利弊。通常不需要进行常规的实验室检查。

临床观察发现,有34% ~ 50%的患者,可在1年内自行缓解。因此,部分患者可以暂不进行治疗,只需要定期随访即可。如果患者治疗愿望较为迫切,则需要根据患者年龄和皮损面积,确定合适的治疗方案。

 如何对雄激素性秃发患者进行健康指导?

雄激素性秃发患者大多会出现焦虑、烦躁情绪,对患者进行健康指导是很有必要的。

☺ 应告知患者,雄激素性秃发是一种慢性疾病,是可以治疗的,并且治疗越早,疗效越好。

☺ 要让患者清楚,任何药物和治疗手段都不是百分之百有效的,且疗效出现可能比预期的要晚,因此要有心理上的准备。

通过健康指导,促使患者解除疑惑,增强信心,积极配合医生规范治疗,以期达到最佳疗效。